医療従事者のための
産業精神保健

編集 日本精神神経学会 精神保健に関する委員会

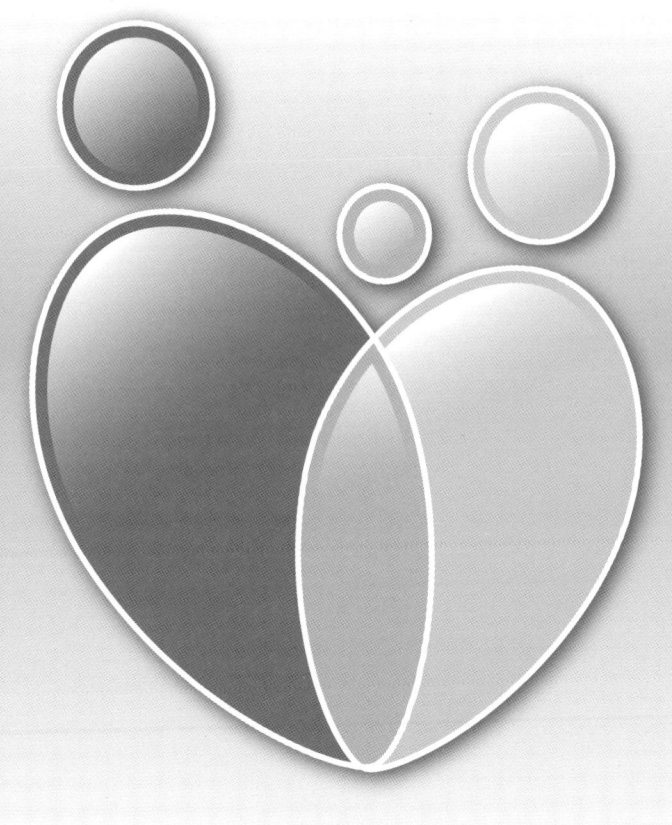

株式会社 新興医学出版社

「医療従事者のための産業精神保健」刊行にあたり

　1998年度よりわが国の自殺者総数は三万人を突破した状態が続いており，特に中高年男性の自殺者の増加は，深刻な社会問題として受け止められています。この背景には近年のめざましい科学技術の革新，終身雇用制の崩壊，製造業の外注化，分社化，就業形態の多様化，成果主義導入，さらにリストラに伴う早期退職者の増加などがあり，就業者を取り巻くストレスは多様化していることがあげられています。そして2003年6月には第10次労働災害防止計画で過労自殺が労働災害として位置づけられ，2007年4月に公表された「自殺総合対策の在り方検討会報告書―総合的な自殺対策の推進に関する提言―」では，職域に関してメンタルヘルスケア支援策の充実が強調されました。また雇用関係が成立すると必然的義務として生じていた安全配慮義務が，2008年4月に労働契約法の中に明文化されました。これにより事業主は，過重労働による健康障害の具体的な予防を講ずる上で，事業所単位のメンタルヘルス対策をさらに強化する必要が出てくると思われます。現在，業務と精神障害との因果関係を巡る労災訴訟，企業の管理責任が問われる民事訴訟，長期休業者の増加，精神障害者雇用の問題などが社会問題となっており，今後，わが国で解決しなければならない産業精神保健を巡る問題は山積しています。

　このような産業保健を取り巻く社会状況の中で，精神科医が果たす役割は大きく，患者側の立場に立ちつつ，企業側や産業医と連携することが強く求められております。特に職場復帰に関しては，大きな社会的問題となっており，復職のためのリハビリテーションとして職場内外での復職プログラムを実施している医療機関や職場が増えてきてます。そして職場内外で精神科医が復職判断や就業制限等の判断を求められることも多くなってきていますが，カウンセラー（臨床心理士等），保健師，人事労務担当者，上司等の管理職との連携の中でメンタルヘルスケアを実践していく必要があります。このような社会情勢に鑑み多職種に求められている産業精神保健学を盛り込んだ内容を本学会「精神保健に関する委員会」で検討した結果，同委員会編集の「医療従事者のための産業精神保健」を刊行することとなりました。

日本精神神経学会「精神保健に関する委員会」編集
担当　　黒木　宣夫
担当理事　中村　純

Industrial Mental Health for Health Care Professionals

Edited by the Japanese Society of Psychiatry and Neurology, "Committee concerning mental health"

Responsible official: Nobuo Kuroki, M.D., Ph.D.
An executive director: Jun Nakamura, M.D., Ph.D.

Every year since 1998, more than 30,000 people in Japan have committed suicide and this has included an increased number of suicides among middle-aged men, which is especially recognized as a serious social problem. This increase seems to be caused by the dramatic technological innovation, the collapse of lifetime employment, the outsourcing of manufacturing, deconglomeration, diversification of employment, the introduction of a merit-based wage system, and an increased number of early retirees, which suggests a diversification of stressors on workers' circumstances. In the tenth prevention plan for workmen's industrial accidents, suicide due to overwork was certified as a workmen's industrial accident in June 2003, and in "Study report of general provision against suicide ; Suggestions for general provisions against suicide" which was published in April 2007, improvement of the mental health support system in the area of work was emphasized. Obligation to consider the safety that is derived from the establishment of employment relationships as an inevitable duty was stipulated in service contracts in April 2008. For this reason, business owners need to take certain specific measures to prevent health problem caused by overwork and respectively reinforce provisions for mental health in their business office. Recently, a lawsuit for workmen's compensation claimed job-induced mental disorder, a civil suit was filed against the company for their administrative responsibility, increase of long-term absenteeism and employment of mental patients have caused social problems and numerous problems concerning industrial mental health have been accumulating to be solved in future.

Under these circumstances, psychiatrists play an important role and need to work in cooperation with company and medical officers concerning their patient's point of view. At present, restoration in particular has become a huge social problem and increasing numbers of medical institutions and offices have introduced restoration programs as part of the rehabilitation for returning to work inside and outside the office. Thus, inside or outside the company, psychiatrists are required to certify whether the patient can return to work or not, or determine the extent to which the patient's job must be restricted. Therefore, psychiatrists need to practice mental health care in cooperation with a counselor (Clinical Psychotherapist), health nurse, personnel management department staff and managerial staff such as the patient's supervisor. Because of this social situation, we discussed problems related to industrial mental health in this congress (Committee concerning mental health) and have published this "Industrial Mental Health for Health Care Professionals" edited by this committee.

(Koki Inoue, M.D., Ph.D)

執筆者一覧

黒木　宣夫	東邦大学医療センター佐倉病院精神神経科学教室
中村　　純	産業医科大学医学部精神医学教室
井上　幸紀	大阪市立大学大学院医学研究科神経精神医学
渡辺洋一郎	渡辺クリニック
宮本　俊明	新日本製鐵君津製鐵所産業医
荒井　　稔	東京臨海病院精神科
堀江　正知	産業医科大学産業生態科学研究所・産業保健管理学
夏目　　誠	大阪樟蔭女子大学人間学部心理学科
高野　知樹	神田東クリニック
栗岡　住子	産業医科大学産業生態科学研究所・産業保健管理学
森崎美奈子	(元) 帝京平成大学大学院健康科学研究科
丸山　裕弘	株式会社IHI
仲本　晴男	沖縄県総合精神福祉センター
桂川　修一	東邦大学医療センター佐倉病院精神神経科学教室
高瀬　　真	東京臨海病院精神科
大塚耕太郎	岩手医科大学神経精神科学講座
酒井　明夫	岩手医科大学神経精神科学講座
阪上　　優	京都大学精神保健センター
大野　　裕	国立精神・神経医療研究センター認知行動療法センター
吉村　靖司	神田東クリニック
冨澤　一郎	国立感染症研究所
廣　　尚典	産業医科大学産業生態科学研究所・精神保健学
田中　克俊	北里大学大学院医療系研究科産業精神保健学
五十嵐良雄	メディカルケア虎ノ門
大塚　　太	(元) 東邦大学医療センター佐倉病院精神神経科学教室　独立行政法人高齢・障害・求職者雇用支援機構リハビリテーション部総括調整室
菅原　　誠	東京都立中部総合精神保健福祉センター
中田　貴晃	株式会社アドバンテッジリスクマネジメント
隅谷　理子	株式会社アドバンテッジリスクマネジメント
大西　　守	日本精神保健福祉連盟
磯村　　大	地精会金杉クリニック
岡田　康子	株式会社クオレ・シー・キューブ
志村　　翠	株式会社クオレ・シー・キューブ
中野和歌子	産業医科大学医学部精神医学教室
木村　一優	こころのクリニック石神井
安西　　愈	安西法律事務所

(執筆順)

目　次

「医療従事者のための産業精神保健」刊行にあたり ････････････････････････････････････ i
Industrial Mental Health for Health Care Professionals ････････････････････････････ ii

I. 情報提供と医療機関との連携 ･･ 1

1. 主治医から職域への連携の仕方
　　～診断書，情報提供書，意見書作成の留意点～ ････････････････････････････ 1
　　　A. 診断書，情報提供書を作成する場合 ････････････････････････････････････ 1
　　　B. 主治医から企業へ意見書を提出する場合 ････････････････････････････････ 2

2. 職域から主治医への連携の仕方　～産業医の立場より～ ････････････････････ 3
　　　A. 事業場における4つのケアと主治医連携 ････････････････････････････････ 3
　　　B. 産業医から主治医への働きかけと情報交換 ･･････････････････････････････ 3
　　　C. 産業医の立場を誤解されないために ････････････････････････････････････ 5
　　　D. 診断書と診療情報提供書 ･･ 5
　　　E. 産業医が不在の事業場の場合 ･･ 7

3. 医療機関のもつべき就労についての情報 ･･････････････････････････････････ 9

4. 個人情報を開示する際の留意点 ･･ 10

II. 産業精神保健活動 ･･ 13

1. 産業精神保健における精神科医の役割 ････････････････････････････････････ 13

2. 産業精神保健における産業医の役割 ･･････････････････････････････････････ 15
　　　A. 産業保健における健康管理 ･･ 15
　　　B. 産業医活動と健康管理の対象疾患 ･･････････････････････････････････････ 15
　　　C. 産業医の果たすべき役割 ･･ 16

3. 嘱託産業医の活動と役割 ･･ 17
　　　A. 嘱託産業医活動の特徴 ･･ 17
　　　B. メリットを活かした産業医の役割の特徴 ････････････････････････････････ 18

4. 保健師の活動と役割 ･･ 20
　　　A. 保健師の活動の特徴 ･･ 20
　　　B. 保健師の活動 ･･ 21

5. メンタルヘルス支援活動と心理職（カウンセラー）の役割・機能 ････････････ 24
　　　A. 産業保健活動としての企業内カウンセリング ････････････････････････････ 24
　　　B. 関係部門との連携 ･･ 25

6. 人事労務の役割 ･･ 28

  A. 各職種間の連携について ……………………………………………… 28
  B. 職場復帰について ……………………………………………………… 28
  C. メンタルヘルス対策の総合的取り組みについて …………………… 29

コラム …………………………………………………………………………… 30

1. 社団法人大阪精神科診療所協会における産業メンタルヘルスへの取り組み … 30
  A. 社団法人大阪精神科診療所協会とは ………………………………… 30
  B. 大精診の産業精神保健への取り組み ………………………………… 30
  C. 産業医グループ，企業関係者との合同研究会における成果 ……… 31

2. うつ状態・うつ病の評価 …………………………………………………… 32
  A. 集団を対象にしたうつ病の評価尺度 ………………………………… 32
  B. 個別的にその経過をみるための評価尺度 …………………………… 34

3. うつ病デイケア ……………………………………………………………… 37
  A. うつ病デイケアの試み ………………………………………………… 37
  B. うつ病回復のポイント ………………………………………………… 38

4. 難治性うつ病 ………………………………………………………………… 39
  A. 難治性うつ病とは ……………………………………………………… 39
  B. うつ病の回復 …………………………………………………………… 39
  C. 難治性うつ病の類型 …………………………………………………… 40

5. 新型うつ病について ………………………………………………………… 41
  A. 新型うつ病とは ………………………………………………………… 41
  B. 新型うつ病の原因と治療 ……………………………………………… 41

6. 自殺をほのめかしたときの対応 …………………………………………… 43
  A. 自殺のサイン …………………………………………………………… 43
  B. 自殺のサインに気づいた際の職場対応 ……………………………… 43

7. 教職員を巡る対応 …………………………………………………………… 46
  A. 教職員のメンタルヘルスの現状 ……………………………………… 46
  B. 小・中学校および高等学校の教職員のメンタルヘルス不全の特徴 … 46
  C. 大学教員および研究職員のメンタルヘルス不全の特徴 …………… 48
  D. 教職員のメンタルヘルスケア ………………………………………… 48
  E. 最後に …………………………………………………………………… 49

8. 部下に対してのパワーハラスメント ……………………………………… 50
  A. パワーハラスメントとは ……………………………………………… 50
  B. パワーハラスメントを取巻く状況 …………………………………… 50
  C. 具体的裁判例とパワーハラスメントの判断指針 …………………… 50
  D. 職場や個人の対策 ……………………………………………………… 51

9. 認知療法・認知行動療法 …………………………………………………… 52
  A. 認知療法・認知行動療法とは ………………………………………… 52
  B. 認知療法・認知行動療法の実際 ……………………………………… 52

C. おわりに：ウェブを使った認知療法・認知行動療法 ……………………… 53
　10. EAP 活動 ………………………………………………………………………… 54
　　　A. EAP とは ……………………………………………………………………… 54
　　　B. EAP の活動内容 ……………………………………………………………… 54
　　　C. EAP 選定・活用のポイント ………………………………………………… 55
　11. 労働安全衛生法と人事院規則 ………………………………………………… 57
　　　A. 産業医と健康管理医との関係について …………………………………… 57
　　　B. 両者の具体的な役割 ………………………………………………………… 57

Ⅲ. 職場のメンタルヘルスの現状 ……………………………………………… 59

　1. 労働者の健康度（精神状態）…………………………………………………… 59
　　　A. 労働者健康状況調査の結果からみた労働者のストレスに関する現状 … 59
　　　B. 職場での立場の違いによる現状 …………………………………………… 60
　2. 産業精神保健の動向 …………………………………………………………… 63
　　　A. 精神保健の略史 ……………………………………………………………… 63
　　　B. 産業精神保健の略史 ………………………………………………………… 64
　3. 労働安全衛生法 ………………………………………………………………… 67
　　　A. 職場の安全衛生に関する法体系 …………………………………………… 67
　　　B. 労働安全衛生法と事業者の責務 …………………………………………… 67
　　　C. 労働安全衛生法と労働者の義務 …………………………………………… 68
　　　D. 労働災害防止計画 …………………………………………………………… 68
　4. メンタルヘルス指針 …………………………………………………………… 69
　　　A. メンタルヘルス指針とその位置づけ ……………………………………… 69
　　　B. メンタルヘルス指針の概要 ………………………………………………… 69
　　　C. 個人情報保護への配慮 ……………………………………………………… 70
　5. 障害者雇用促進法 ……………………………………………………………… 71
　　　A. 精神障害者の雇用対策強化 ………………………………………………… 71
　　　B. 在宅精神障害者に対する支援 ……………………………………………… 72
　　　C. 障害者雇用促進施策と障害者福祉施策との連携 ………………………… 72
　6. 個人情報とプライバシー ……………………………………………………… 73
　　　A. 労働者の個人情報の取り扱いに関する規定・指針 ……………………… 73
　　　B. 産業保健における健康情報の取り扱い …………………………………… 73

Ⅳ. メンタルヘルスの実際 ……………………………………………………… 75

　1. 一次予防，二次予防，三次予防 ……………………………………………… 75
　　　A. 職場のメンタルヘルス対策の3相と事例性の重視 ……………………… 75
　　　B. 一次予防 ……………………………………………………………………… 75
　　　C. 二次予防 ……………………………………………………………………… 76
　　　D. 三次予防 ……………………………………………………………………… 77

        E. 教育研修の重要性 ……………………………………………………… 77
  2. 復職支援の基本的な考え方 ……………………………………………………… 79
        A. 病気休業中のケア ……………………………………………………… 79
        B. 主治医による職場復帰可能の判断 ……………………………………… 81
        C. 職場復帰後の支援に関する主治医の意見 ……………………………… 82
        D. 復職後のフォローアップ ……………………………………………… 82

V. 職場復帰支援活動 …………………………………………………………………… 84

  1. 医療機関における職場復帰支援 ………………………………………………… 84
        A. 診療所におけるリワーク活動 ………………………………………… 84
        B. 総合病院における復職支援デイケアの実践 ………………………… 89
        C. 地域障害者職業センターにおける職場復帰支援（リワーク支援） … 96
        D. 精神保健福祉センターにおける職場復帰支援 ……………………… 99
  2. 事業場の職場復帰支援 …………………………………………………………… 105
        A. 民間の復職支援等 ……………………………………………………… 105
        B. 自治体における職場復帰支援活動 …………………………………… 109

VI. 具体的な事例と対応 ……………………………………………………………… 114

  1. 出社困難，頻回欠勤 ……………………………………………………………… 114
        A. 出社困難，頻回欠勤とは ……………………………………………… 114
        B. 事例提示 ………………………………………………………………… 114
        C. 対応 ……………………………………………………………………… 114
  2. 勤怠不良問題 ……………………………………………………………………… 116
        A. 職域の 3A ……………………………………………………………… 116
        B. 個人の士気 ……………………………………………………………… 116
        C. 性格特性について ……………………………………………………… 116
        D. アルコール依存症 ……………………………………………………… 116
        E. 抑うつ症候群など ……………………………………………………… 116
  3. 妄想的言動を有した人に対する精神科医の関わり …………………………… 118
        A. 症例 ……………………………………………………………………… 118
        B. 一期：職場の協力を得て復帰し勤務を継続 ………………………… 118
        C. 二期：千人規模のリストラ開始，勤務場所の異動，保健師の関与も後退局面に入る … 120
        D. 三期：転職 ……………………………………………………………… 120
        E. 四期：人事部門で不適応，顕在発症 ………………………………… 121
        F. 五期：復職デイケアプログラム空振りとなる ……………………… 121
  4. 復職困難（休職・復職を繰り返す事例） ……………………………………… 122
        A 事例提示 ………………………………………………………………… 122
        B. 対応をめぐって ………………………………………………………… 123
  5. 適応障害 …………………………………………………………………………… 125

A. 事例　45歳のプロジェクトチーム次長，Aさん ……………………………… 125
　　B. 発症要因の検討 ………………………………………………………………… 125
　　C. 治療 ……………………………………………………………………………… 125
6. 医療現場でハラスメントが起きる背景と発生時の具体的対応 ……………… 127
　　A. 事例 ……………………………………………………………………………… 127
　　B. 解説 ……………………………………………………………………………… 127
7. 教職員をめぐる対応　事例 ……………………………………………………… 130
　　A. 事例 ……………………………………………………………………………… 130
　　B. 考察 ……………………………………………………………………………… 130
8. 広汎性発達障害と就労支援 ……………………………………………………… 132
　　A. 症例提示 ………………………………………………………………………… 132
9. 職場での自殺企図発生時の対応 ………………………………………………… 135
　　A. 事例1：自殺をほのめかされた時の対応 …………………………………… 135
　　B. 事例2：自殺企図発生時の対応 ……………………………………………… 136
10. 労災認定後に損害賠償請求に至った事例〜職場復帰後に自殺〜 …………… 138
　　A. 事例の概要 ……………………………………………………………………… 138
　　B. 本事例のストレス評価 ………………………………………………………… 138
　　C. 企業のリスク管理 ……………………………………………………………… 139
11. 自傷と他害行為 …………………………………………………………………… 140
　　A. 自傷，他害行為について ……………………………………………………… 140
　　B. 自殺企図や自傷行為を認めた場合の現場の対応 …………………………… 140
　　C. 他害行為を認めた場合の現場の対応 ………………………………………… 141
12. 自分は仕事のために精神障害が発症したと強く主張された場合の対応 …… 143
　　A. 事例提示 ………………………………………………………………………… 143
　　B. 対応をめぐって ………………………………………………………………… 143

Ⅶ. 職業性ストレスとその対応 ……………………………………………………… 145

1. ストレスと職業性ストレス ……………………………………………………… 145
　　A. 「ストレス-脆弱理論」に基づく …………………………………………… 145
　　B. NIOSHの職業性ストレスモデルと職業性ストレス ……………………… 145
2. ストレス測定 ……………………………………………………………………… 147
　　A. 指針によるストレス評価—職場における心理的負荷評価表 ……………… 147
　　B. ライフイベント法—SRRSとストレスフルライフイベントに関する面接 … 148
　　C. 勤労者のライフイベント得点 ………………………………………………… 149

Ⅷ. 労働者災害補償保険法と精神障害の労災認定
　　—因果関係の基本的考え方等— ……………………………………………… 150

1. 労働者災害補償保険法と労災認定 ……………………………………………… 150
　　A. 労働者災害補償保険法の目的 ………………………………………………… 150

B. 労災認定の要件〜因果関係の基本〜 …………………………………… 150
2. 精神障害の労災認定〜因果関係の判断〜 ……………………………………… 152
　　　A. 業務上外の判断指針の基本的な考え方…………………………………… 152
3. 後遺障害の等級認定の判断 …………………………………………………… 154
　　　A. 労災保険法による治癒と症状固定………………………………………… 154
　　　B. 治療（症状固定）後の後遺障害の等級認定 ……………………………… 154
　　　C. 非器質性精神障害の後遺障害の等級認定に関して ……………………… 155
　　　D. 適切な精神障害の療養期間と症状固定（労災保険法上の治癒）………… 156
　　　E. ＜資料＞厚生労働省補償課：精神障害等の労災補償状況　2009, 5 …………… 156

IX. メンタルヘルスに必要な企業の法的対応 …………………………………… 159
　　　A. 企業のメンタルヘルスへの対応の法的義務……………………………… 159
　　　B. 安全配慮義務の履行－企業のメンタルヘルスケアの実施 ……………… 161
　　　C. 従業員本人の精神的脆弱性による過重業務についての安全配慮義務 …… 162

産業医学用語 ……………………………………………………………………… 164

編集後記 …………………………………………………………………………… 168

索　引 ……………………………………………………………………………… 169

Ⅰ. 情報提供と医療機関との連携

1. 主治医から職域への連携の仕方
～診断書，情報提供書，意見書作成の留意点～

A. 診断書，情報提供書を作成する場合

　精神科主治医から事業場へ連携をはかるケースを分類すると，大きくは，a. 労働者が自らの意思で精神科医療機関へ通院しており，その治療上の必要性から，診断書を交付する場合，b. 労働者の治療上必要な職場環境の調整を依頼するため意見書を交付する場合，c. 産業医，あるいは，職場の人事担当者から当該企業に所属する患者の情報提供依頼文書が提出され，その回答を作成する場合に分かれる。

a. 診断書の交付に関して

　医師法上，医師は患者から求めがあれば診断書を記載する義務がある。また，治療上休養が必要な場合に医師から休養診断書を記載することも少なくない。これらは，あくまで患者としての労働者からの求めに応じて，あるいは，納得を得て，主として治療上の必要性から記載するものである。さらに，休養中の患者の病状が回復し，復職診断書の記載を求められることもある。

　このような診断書発行における基本的事項は，診断書はあくまで患者に対して発行するものであり，患者以外のものに直接手渡したり送付することはできないということである。したがって，企業から労働者の診断書の提出を求められたとしても直接送付するようなことがあってはならない。あくまで，企業が労働者に診断書の提出を要求し，その労働者が医師に対して診断書発行を求めた場合に，その労働者に直接発行するという手順を踏まねばならない。

　さらに，診断書の内容としては，1ヶ月の休養が必要，あるいは，復職可能といった就業上の措置を記載することが必要である。もっとも問題となるのは病名の記載に関してである。本来，企業においては，企業の産業医などが病名や検査結果等の生データを含まないものに加工し，就業上の配慮に関して必要な説明を関係者に伝えるのが基本であり，診断名や検査値を直接職場の人に伝えないのが原則である。したがって，この原則が守られている企業に対しては，本人の同意を得て医療情報を提供することも可能である。しかしながら，現時点においては，産業医などの産業保健スタッフが在籍しない企業のほうが多く，個人情報保護が守られる確証を得ることは困難であろう。このような現状においては，メンタルヘルス情報が労働者にとって重大な情報であるだけに，極めて慎重な取り扱いが要求される。

b. 企業からの情報提供依頼書に対して報告，回答を行う場合

　企業から情報提供を依頼されることも増加している。この場合も患者の同意が必要であることは当然である。情報提供依頼内容が明示され，その上で，患者が同意の署名をしていることが前提で

ある．この場合においても，患者の不利益につながらないか，あるいは個人情報保護の観点から慎重に検討し，患者の了解を得て報告書，回答書を作成する必要があるのは当然である．しかし，主治医が患者の不利益を恐れるあまり，極端に防衛的になり情報提供に拒否的になりすぎることも結局は労働者としての患者の不利益につながることも多い．あくまで，今後患者がより良い適応をはかることが目的であり，それは患者にとっても，企業にとっても利益につながることなので，そのような観点から，医学的，専門的な内容に偏ることなく，就業上の配慮に重点を置いた記載を心がけるべきである．主治医が事業場に提供する情報は，当該労働者の就業，休職，復職などに関して職場で配慮すべき内容を中心とし，そのことの理解を得るための必要最小限の病態や機能に関する情報とすることは前項と同様である．

*企業関係者が主治医との面会を希望して来院する場合

　企業の人事労務担当者などが労働者である患者の状態や見通し，あるいは就業上の配慮などに関する意見を求めて主治医に面会を求められることも少なくない．このような場合においても，原則は前項と同じく，患者の同意を得てから面会すること，さらに，主治医が企業関係者に話すことは情報提供にあたるため，その内容に関しては患者の了解を得て話すことが原則である．したがって，面会を求められた場合には，事前に情報提供依頼書を提出してもらい，求められる情報提供の内容を明示してもらい，その依頼内容に対する主治医からの回答に関して事前に患者と話し合って了解を得てから面談に応じるのが良い．また，面談には患者も同席するのが原則である．

B. 主治医から企業へ意見書を提出する場合

　労働者である患者の治療上，あるいはより良い適応を考えて，患者の同意を得て，主治医から企業に対して意見書を提出することもある．適応障害の場合には，患者である労働者に対する環境調整が労働者の利益につながるのみならず，事業場にとっても何らかの利益につながる場合も少なくない．このような場合には積極的に企業への意見書提出を検討すべきと考える．この場合に留意することは，できる限り当該企業の産業医あてに提出することである．産業医は事業主に対して勧告権を有しており，産業医が主治医の意見に同意をすれば，職場に対して就業配慮，異動など必要な環境調整の勧告を行いうるからである．

〈渡辺洋一郎〉

2. 職域から主治医への連携の仕方　〜産業医の立場より〜

A. 事業場における4つのケアと主治医連携

　事業場におけるメンタルヘルス活動を推進するため，厚生労働省では2000年8月に「事業場における労働者の心の健康づくりのための指針」を策定した。その後，事業場におけるメンタルヘルス対策の適切かつ有効な実施をさらに推進するため，上記指針の見直しを行い，労働安全衛生法第70条の2第1項に基づく，強制力を持った指針として，2006年3月に「労働者の心の健康の保持増進のための指針」[1]を提示した。それによれば，『メンタルヘルスケアは，労働者自身がストレスや心の健康について理解し，自らのストレスを予防，軽減するあるいはこれに対処する「セルフケア」，労働者と日常的に接する管理監督者が，心の健康に関して職場環境等の改善や労働者に対する相談対応を行う「ラインによるケア」，事業場内の産業医等事業場内産業保健スタッフ等が，事業場の心の健康づくり対策の提言を行うとともに，その推進を担い，また，労働者及び管理監督者を支援する「事業場内産業保健スタッフ等によるケア」及び事業場外の機関及び専門家を活用し，その支援を受ける「事業場外資源によるケア」の4つのケアが継続的かつ計画的に行われることが重要である』とされている。

　なかでも事業場と精神科医との連携は極めて重要であり，多くの事業場で4つのケア全てにおいて専門的支援を受けることができれば理想的であるが，実際には事業場の数と精神科医の人数からみて困難であり，事例化した患者に関する事業場（産業医）と主治医の連携を上手に取ることが精一杯の活動であろう。すなわち事例の専門的対処のために産業医から主治医に紹介するフェーズと，休業者が職場復帰する場合の主治医から産業医へ情報提供するフェーズである。主治医から産業医への情報提供は診療情報提供書として健康保険が使える。情報提供先も産業医であれば，職場の状況を熟知しており労使から中立の立場で守秘義務と安全配慮義務のバランスを十分に検討できるため，責任が分担でき本人へのメリットも大きい。産業医が不在の事業場規模の場合は主治医から事業者宛の診断書となるが，この場合の診断書は医師以外の者が見ることを前提として書くことが通例である。

B. 産業医から主治医への働きかけと情報交換

a. 新規事例に関する情報交換

　4つのケアが機能している事業場では，比較的病初期の段階から労働者本人や管理監督者が事例化した症例を産業保健スタッフに相談することが多い[2]。あるいは健康診断や過重労働者面接において，問診や観察によって産業保健スタッフが事例を見出すことも考えられる。産業保健スタッフは事業場外の専門家による治療を勧め，本人の同意を得て紹介することになる。

　新規に事例を精神科医に紹介する時は，職場で何が問題となっているのかという事例性の内容に

ついての情報，普段の勤務状況や業務遂行状況や職場の人間関係などの情報，職場のストレス情報や家族からの情報など，知りえる範囲でよいから，できる限り主治医に伝えたほうが良い。初回の紹介は急ぐこともあるので，2回目以降の受診の際に患者に持参してもらうこととしても良いだろう。例えば「抑うつ状態」という診断が得られても，病前や経過中の普段の状況に関する情報があれば，大うつ病性障害なのか双極Ⅱ型障害なのか，あるいは発達障害の要素があるのかなど，主治医が診察室での対面情報と合わせてより正確な診断を行いやすいと考えられるからである。

初期に可能な限り詳細に情報を提供することで信頼関係が構築できれば，その後の情報交換も円滑にいくことが多い。

b. 治療途中での情報交換

治療中の経過についても，時々情報交換をしたほうが良い。休業中の本人周辺からの情報，特に業務以外での状態などは産業医が入手できることが多く，診察室での対面情報以外の情報は主治医の正確な判断に資することが多い[3]。また，主治医からの休業を要する診断書が1ヶ月単位で書かれる場合であっても，実際に1ヶ月ですむ例は少ないことから，主治医に実際の見込み期間を教えてもらう必要がある。診断書では本人が気にするために主治医が休業期間を長めに記載できない事例も多い。職場のほうは患者本人がいなければ当然ながら事業遂行に支障が出て困るので，休業期間が2ヶ月程度であれば同僚や上司が残業をすれば何とかなる場合が多いが，それ以上になると同僚などの過重労働による健康障害が懸念されることになるため，事例本人の代替者を置く必要がある。本人が自分の居場所がなくなるという恐怖心（特に抑うつ状態などで合理的な判断力が低下している時に多い）から長期間の休業診断書に拒否的である場合は主治医も正確には書きにくいと思われるが，周囲への影響を考慮すると，少なくとも職場の要員配置について産業医は何らかのアドバイスを行う必要がある。そのための情報交換は事例本人の周辺労働者の健康確保のために不可欠である。

また，休業を要する場合は，主治医に対して産業医から，会社の休業に関するルールを伝えておくと良い。休業可能な期間は企業によって異なっており，休業を要するほどの患者である社員が就業規則を熟読して休業ルールを熟知していることは，まずあり得ないからである。休業可能期間が主治医に正しく伝われば，治療にゆとりができ，様々なケアを取り入れるなど主治医の治療戦略にも好影響を与えることが考えられる。

さらに，休業者が職場に復帰する場合は，主治医が復帰の許可を出しても職場の受け入れ体制がすぐには整わない場合が多いため，いつ頃復帰が可能になりそうかという情報は，産業医や職場にとって非常に大切である。

c. 職場復帰の際の情報交換

メンタルヘルスの不調で休業している者が，病状の回復とともに職場への復帰を希望した場合，産業医がいる企業では就業規則等で，復帰可否および復帰後の就業に関する措置や配慮事項として，主治医からの診断書とは別に産業医の意見を求めるよう定めていることが多い。厚生労働省のガイドラインとして提示されている「心の健康問題により休業した労働者の職場復帰支援の手引き」[4]でも，主治医とは独立した産業医の判断と主治医との情報交換が求められている。これは別々の診断をするという意味ではなく，患者の状態を十分に把握している主治医の意見と，職場の状態を十分

に把握している産業医の意見は,必ずしも一致しないことがあるため,産業医の立場で観察・収集した情報を主治医に伝達し,十分な連携のもとで最適な復帰を実現させるために資する,という趣旨である.

同手引きには,主治医による職場復帰可能の判断があった場合に,事業場での対応として,①労働者からの職場復帰の意思表示と職場復帰可能の判断が記された診断書の提出,②産業医等による精査,③主治医への情報提供,が求められている（図1）[4]．この際,産業医は,1)職場の環境,2)復帰後に予定されている業務内容,3)短縮勤務の有無など具体的な復帰プラン,4)上司や同僚による配慮が可能な内容と期間,5)産業医としての懸念事項や復帰後のフォロー,などについて主治医と情報交換したうえで,より正確な判断を行うよう努めるべきである.

C. 産業医の立場を誤解されないために

産業医が主治医と情報交換を行う際の注意点として,主治医は産業医の役割について正確に認識していない可能性があるため,産業医の立場と情報収集の目的,およびプライバシーに十分配慮する旨は,産業医から主治医に正確に伝えるべきである.

特に事業者側に対して事例本人への配慮事項や具体的対処を,公式に指導・勧告することができる医師は産業医しかいないため,主治医からすれば産業医は上手に活用したい関係者である.

主治医は患者の立場に立って,医師-患者関係のなかで患者を十分に把握し患者のために最大限の尽力をすることになる.一方産業医の立場は,職場の状況や環境および作業内容などを十分に把握した上で,労働者と事業者の間で,双方から独立した立場で公平な判断を行い,職場復帰事例であれば主に事業者に対して安全配慮義務遂行のために必要な事項を指導することになる（図2）[5]．そのため主治医の側からすると産業医は異質な存在に感じられる可能性がある.産業医は少なくとも過去に主治医の経験があるため主治医の立場は想像できるが,主治医に産業医の経験がなければ産業医の立場は想像しにくいものであろう.しかし,この異なる立場の医師が,それぞれの専門性から患者の職場復帰に向けて真剣に検討して意見交換することは,円滑な職場復帰のためには非常に重要である.

D. 診断書と診療情報提供書

主治医から本人に出される診断書は,本人が職場宛に提出することが通例であることから,診断書に書かれた診断名や要休業期間については,特にメンタルヘルス問題においてはプライバシー保護への懸念などから,正確ではない場合がある.また,状態診断の時点での診断書であれば,様々な疾患が同一診断名で書かれることも考えられる.さらに診断書は健康保険が使えないため,患者の自己負担という点でも様々な制約がありえる.

一方で,患者の就業先に産業医がいる場合は,主治医が産業医宛に診療情報提供書を書くと,産業医以外は目にしない文書ということになる.したがって,より正確な内容や懸念事項などが記載でき,主治医と産業医の間のざっくばらんな意見交換が可能となる.加えて健康保険が使える場合が多いため,頻繁な意見交換でも患者の負担は大きくはないという利点もある.

また,診断書の代わりに,健康保険の傷病手当金請求書の内容で休業継続を認める企業もあるた

<第1ステップ>病気休業開始及び休業中のケア
ア．病気休業開始時の労働者からの診断書（病気休業診断書）の提出
イ．管理監督者によるケア及び事業場内産業保健スタッフ等によるケア
ウ．病気休業期間中の労働者の安心感の醸成のための対応，など

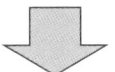

<第2ステップ>主治医による職場復帰可能の判断
ア．労働者からの職場復帰の意思表示と職場復帰可能の判断が記された診断書の提出
イ．産業医等による精査，　ウ．主治医への情報提供

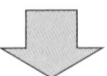

<第3ステップ>職場復帰の可否の判断及び職場復帰支援プランの作成
ア．情報の収集と評価
　（ア）労働者の職場復帰に対する意思の確認
　（イ）産業医等による主治医からの意見収集
　（ウ）労働者の状態等の評価，　（エ）職場環境等の評価，など
イ．職場復帰の可否についての判断
ウ．職場復帰支援プランの作成
　（ア）職場復帰日，　（イ）管理監督者による就業上の配慮
　（ウ）人事労務管理上の対応，　（エ）産業医等による医学的見地からみた意見
　（オ）フォローアップ，など

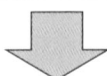

<第4ステップ>最終的な職場復帰の決定
ア．労働者の状態の最終確認，　イ．就業上の配慮等に関する意見書の作成
ウ．事業者による最終的な職場復帰の決定，など

職場復帰

<第5ステップ>職場復帰後のフォローアップ
ア．疾患の再燃・再発，新しい問題の発生等の有無の確認
イ．勤務状況及び業務遂行能力の評価，　ウ．職場復帰支援プランの実施状況の確認
エ．治療状況の確認，　オ．職場復帰支援プランの評価と見直し
カ．職場環境等の改善，　キ．管理監督者，同僚等への配慮

図1　休業から職場復帰支援までの流れ

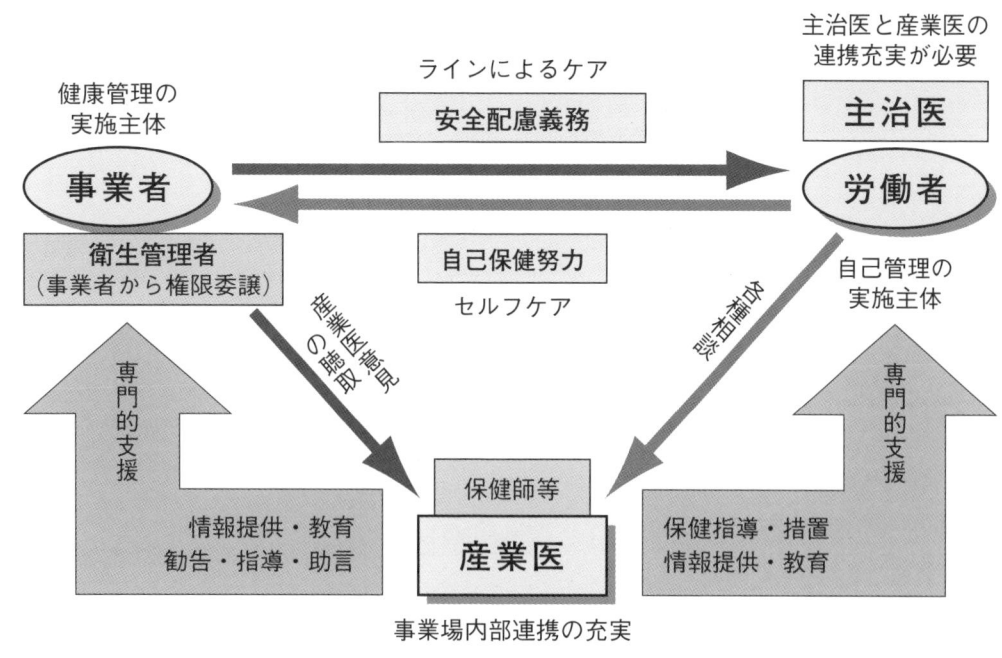

図2　産業医の立場と業務

め，患者の就業先のルールも産業医経由で確認しておくと良い。

産業医から主治医への紹介（照会）状や報告書は，原則として全額が会社負担である。

E. 産業医が不在の事業場の場合

産業医は従業員が50人以上（派遣労働者を含む）の事業場で選任が義務付けられている。しかし，2005年の全国調査[6]によれば，従業員が300人以上の事業場ではほとんどの事業場で産業医が選任されているが，従業員50人から99人の規模では，わずか6割しか選任されていない。また患者に対して事業場の従業員規模や事業場に産業医が選任されているかどうかを尋ねてもわからないこともある。

このような場合は患者の職場復帰を考える際には，各都道府県に設置されている産業保健推進センターないし産業保健推進連絡事務所に併設されている「メンタルヘルス対策支援センター」に患者本人がアドバイスを求めるよう指導してもよい。

わが国では実際には，多くの労働者が従業員50人未満の事業場で就業している。そのため，そもそも産業医が選任されていない事業場における事例のほうが多いと考えられる。その場合の上司を含む事業者側への指導やアドバイスは主治医が担うことが多いと思われる。すなわち精神科医・心療内科医は，少なからず産業医の立場を意識せざるを得ない可能性がある。事業者に疾病への配慮を要請する場合は，ある程度は疾病の理解をしてもらう必要もあり，医師と患者本人が了解する範囲で患者本人の状態を伝えることになる。

このようなことから，産業医と精神科医・心療内科医は，日頃から相互理解に努めておくべきであり，各地で様々な研究会などが立ち上がっている。また，都道府県および全国の二次医療圏を単

位として設置されている「地域・職域連携推進協議会」[7] の場などを活用して連携を深化させてもよい．

文　献

1) 労働者の心の健康の保持増進のための指針．平成18年指針公示第3号．厚生労働省，http://www.mhlw.go.jp/houdou/2006/03/h0331-1.html
2) 宮本俊明：リストラ環境下におけるメンタルヘルスケア．産業ストレス研究，8；193-6，2001．
3) 宮本俊明：産業医と精神科医の見解が異なったケース．産業精神保健，14；6-8，2006．
4) 心の健康問題により休業した労働者の職場復帰支援の手引き．平成21年基安労発第0323001号別添．厚生労働省，http://www.mhlw.go.jp/bunya/roudoukijun/anzeneisei28/index.html
5) 宮本俊明：Ⅲ-5健康管理．産業精神保健マニュアル．中山書店，東京，pp56-60，2007．
6) 産業医選任の有無及び勤務形態別事業所割合．平成17年労働安全衛生基本調査．厚生労働省，http://www.mhlw.go.jp/toukei/list/46-17.html
7) 地域・職域連携推進事業ガイドライン．平成17年3月．厚生労働省，http://www.mhlw.go.jp/shingi/2005/05/s0517-6.html#1-2

〈宮本俊明〉

3. 医療機関のもつべき就労についての情報

　産業医と精神科主治医が情報交換する手段は，診断書あるいは診療情報提供書を用いるのが通例になっている。このことによって，復職時等において，当該従業員の診断，症状，労務可能性，復職時期，労務内容が主治医から産業医に伝達されることになる。

　この際に留意すべき点として，主治医が判断していく条件として，以下に記述するような項目についての情報が必要になってくる。「心の健康問題により休養した労働者の職場復帰支援の手引き」（2009）でも指摘されているように，これらの項目についての情報が不十分であると適正な復職等についての判断が下せない場合が多い。多くの事業場からは，休職等にあたり，事前に当該労働者および主治医に対し，文書で情報を提供するようになっているが，主治医も会社の条件を明確に知って判断を行うことが必要である。

主治医が休職や復職を検討する場合の必要条件

1. 傷病による休務可能期間
2. 会社の当該職員についての窓口，産業医の有無
3. 休務中の傷病手当金，療養見舞金の額と支給期間
4. 同一疾病における休務におけるクーリングオフ制度の有無
5. 休職満了の日時
6. 復職の条件
   1) 週の必要労働日数，1日の最低労働時間
   2) 復職後の仕事内容等の配慮可能性の範囲（就労時間の短縮，休日，深夜労働，重労働，海外を含む出張等）
   3) リハビリ出勤制度等の有無
   4) セカンドオピニオンを会社が復職に際して必要か否か
   5) 再休職の条件

　上記についての十分な情報がない場合には，主治医が適正な就労について判断が困難な場合がある。当該職員が復職を検討し始めるまでには，主治医は会社からの事前の情報提供のない場合，当該職員を通して会社に問い合わせるか，産業医に対して診療情報提供書を利用した，情報収集を行うことが不可欠である。

〈荒井　稔〉

4. 個人情報を開示する際の留意点

　労働安全衛生法は，事業者（法人）が，労働者を対象に健康診断を実施し，その結果に基づいて就業上の措置を行うことによって，その健康を管理する義務を規定している。健康診断の結果を労働者に通知し記録を保存するのも事業者の義務となっている。すなわち，わが国の職場においては，労働者の健康状態を事業者が知らないということでは済まされない。しかし，健康診断の結果は自覚症状や既往歴等をはじめとする医学的な情報を含んでおり，人事担当者等の非医療職に誤解や偏見を生じるおそれがある。労働基準局が示した「雇用管理に関する個人情報のうち健康情報を取り扱うに当たっての留意事項」は，「診断名，検査値等のいわゆる生データの取扱いは，その利用に当たって医学的知識に基づく加工・判断等を要することがあることから，産業医や保健師等の看護職員に行わせること」を指導している。そこで，職場や業務の実態を把握している産業医が，事業者に対して，就業上の措置に関する意見を述べる仕組みになっている（図1）。産業医が選任されていない事業場では，地域産業保健センターの登録医にこれらの職務が期待されている。この際，職場において配慮すべき具体的な事項，すなわちどのような仕事であればよいかなどがわかればよく，産業医は事業者に対して診断名や治療薬の内容などを開示する必要はない。

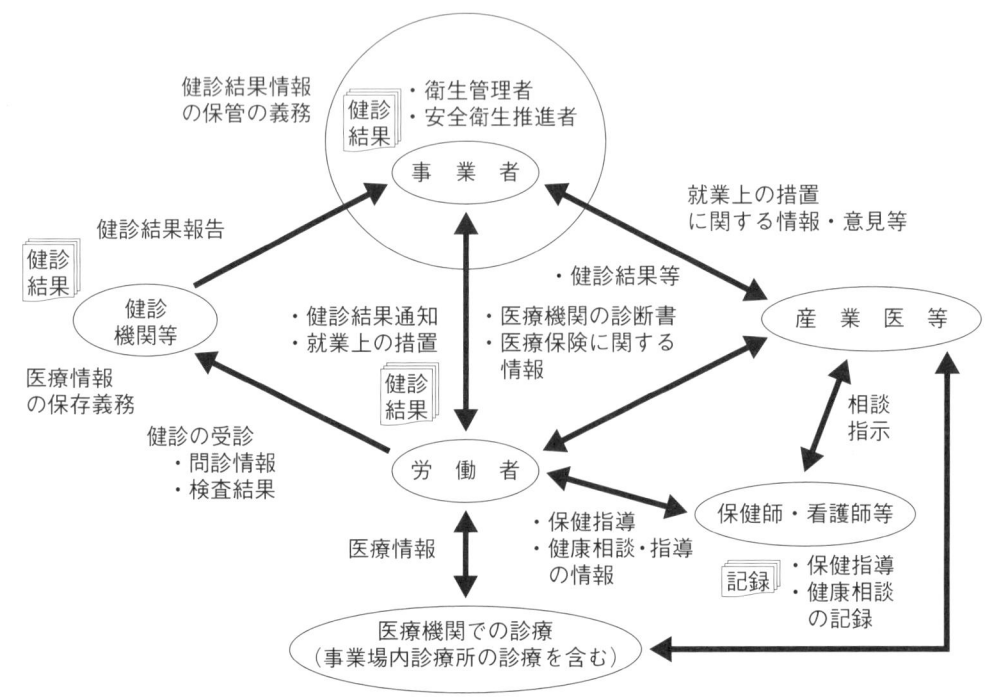

図1　職場における健康情報の使用

また，多くの企業や団体では病気による休業に関する制度があり，休業を希望する労働者は主治医による診断書を人事担当者に提出しなければならない。また，休業中に健康保険組合等の傷病手当金の支給を申請する労働者は，主治医等の療養担当者に，傷病手当金支給申請書に診断名や療養の経過を記載してもらって医療保険の窓口に提出しなければならない。これらの文書に記載する情報は，労働者がきちんと受療しており主治医として就業すべきではないと判断していることが証明されていればよく，主治医は具体的な病状の経過や治療の内容について具体的に開示する必要はない。

　これらのほかにも職場では多彩な個人情報が取扱われることがあるが，それらは，それぞれの目的の範囲内で利用されるべきものであり，本人の同意を得ないで，目的外で利用したり第三者に提供したりすることは，個人情報保護法に違反する行為である。ただし，「人の生命，身体又は財産の保護のために必要がある場合であって，本人の同意を得ることが困難であるとき」は，同法の適用は除外される。医政局通達である「医療・介護関係事業者における個人情報の適切な取扱いのためのガイドライン」には具体例が示されている。

　健康情報は，特に機微な（センシティブな）個人情報とされており，その取得，保管，開示，利用，提供の各過程で慎重な取扱いが求められる。医師，看護職，精神保健指定医，精神科病院や精神障害者社会復帰促進センターの職員等には，法的な守秘義務も課せられている。しかし，健康情報の保護に気を取られ過ぎると，患者や労働者の生命，健康，雇用を守る目的で利用できなくなる。健康情報の職場への開示を迷う場合には，まず，その利用目的が健康管理等の産業保健活動か，個人を識別する情報のない匿名又は集団の情報でも構わないか，人事的な判断ができる内容であれば診断名等は大まかなものでよいかについて検討する必要がある。特定の個人についての健康情報の開示が必要と考えられる場合は，本人又は適切な代諾者に説明のうえ同意を得るよう努力する。そ

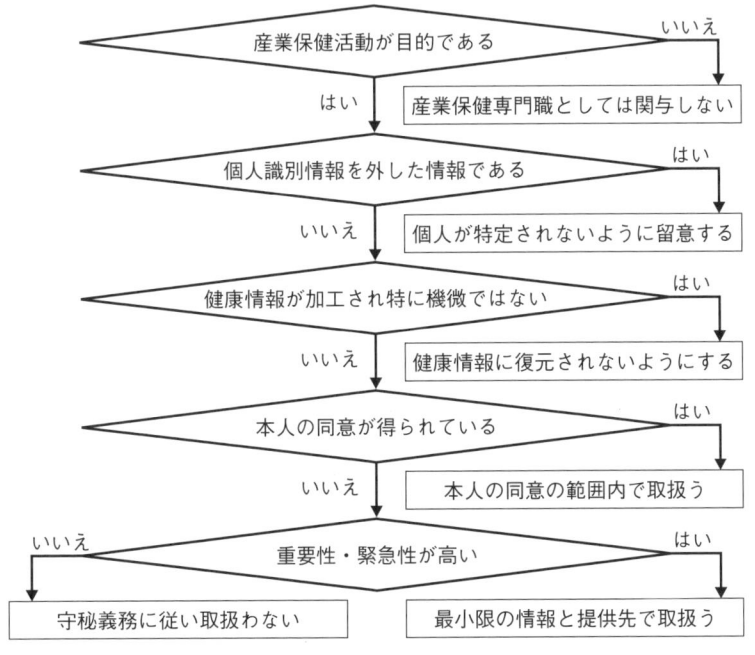

図2　労働者の健康情報の取扱いにおける留意事項

れが難しく，医療職が緊急性や重要性が高いと判断した場合には，個人情報の範囲と開示する範囲を最小限に限定して提供することが望ましい（**図2**）．

　産業医が適切に機能している職場では，主治医と産業医は患者である労働者の健康と就業に関して相互に十分な情報を共有し，労働者のプライバシーに配慮しながら，事業者に対して，健康と就業の両立をめざして意見を述べることが望ましい．それ以外の職場では，主治医が，看護職や「労働者の心の健康の保持増進のための指針」が示す事業場内メンタルヘルス推進担当者と連携しながら，事業者に対して就業に関する意見を述べることが望ましい．

文　献

1) 産業医科大学産業生態科学研究所（2007）：産業保健版個人情報の取扱いの手引き，法研，東京．

〈堀江正知〉

II. 産業精神保健活動

1. 産業精神保健における精神科医の役割

　産業精神保健における精神科医の役割は，図1に示したように職場を中心にした，精神医学と精神保健学の実践である．臨床医学では診断と治療がポイントになり，リハビリテーションや職場復帰支援が加わる．産業保健では1～3次予防や啓発普及活動が中心となる．柱になるのは「労働者の心の健康保持増進のための指針」に示された「4つのケア」である．特に精神科医によるラインケアへの啓発普及活動は重要である．

　次に産業医・産業保健チーム（産業医や産業看護職，精神科医，カウンセラーなど）との連携がポイントになる．図2に示したように，連携の多くは産業医から精神科医へのケース紹介，あるいは問い合わせである．産業医は連携する精神科医の診療時間や診療場所，専門性を知っておくのが望ましい．勤務時間内にケースが受診するのは難しいので，夜間診療や土曜・休日診療の有無も確認するべきである．次に専門性についても知っておく必要がある．一方，主治医からの連携は，ケースの職場復帰支援の際に必要となる場合が多い．

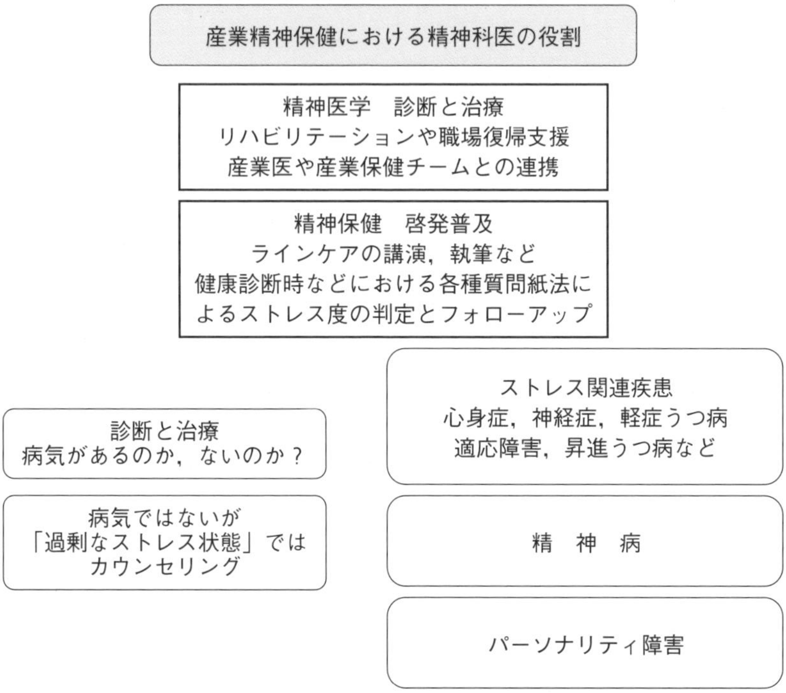

図1　産業保健への精神科医の役割
（夏目　誠が経験則や文献などを中心に作成）

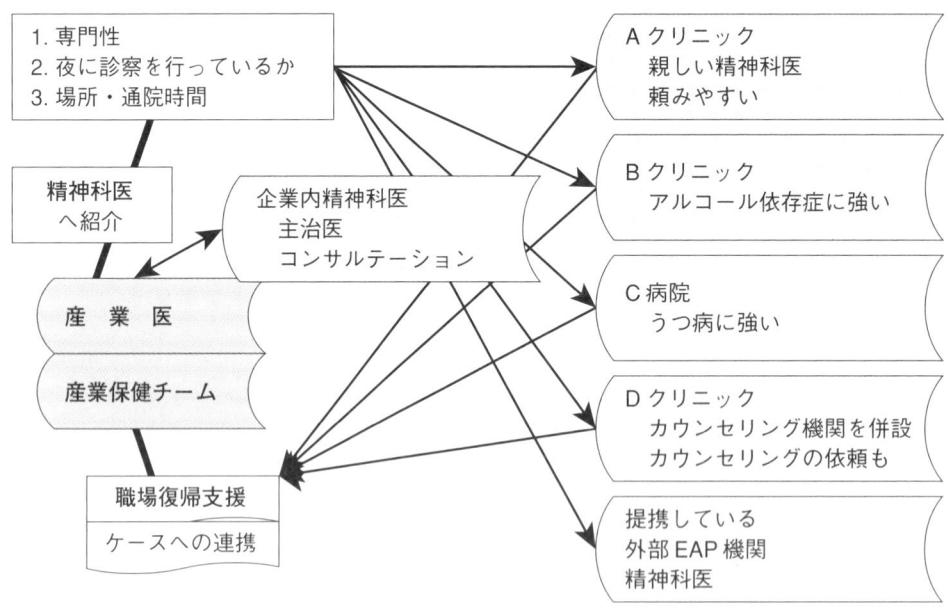

図2 産業医・産業保健チームと精神科医における連携の実際
(夏目 誠が経験則や文献などを中心に作成)

表 産業医と主治医の大まかな相違点

分類と差異	産業医	主治医
企業関係者と対象者との立場	中立性が基本	患者の立場を最大限に尊重 自分の言うことを聞いてくれない 主治医には行かない
専門性と内容	安全配慮義務にもとづく予防や対応 復職や休職判定, 職場復帰支援	個別ケースの診断と治療
関係性 選択性	個人と組織の双方 従業員は選択ができない	個人への対応が中心 従業員は選択できる
情報の集まり方	さまざまな面から入ってくる	患者さんのみが多い 妥当性を確かめにくい
法規	主として労働安全衛生法, 雇用契約, 就業規則など	主として医師法, 医療法など

(夏目 誠が経験則や論文などを中心に作成)

　大多数の精神科医は主治医である。そこで相互理解の基本になる産業医と主治医の業務の相違を表に示す。主治医の業務は個別ケースへの診断と治療がメインで, 産業医の場合は労働安全衛生法にある安全配慮義務に基づく予防と対応, さらには職場復帰支援が加わる。

　職場復帰支援においては本人と産業医, 職場関係者による職場復帰支援プラン作成がポイントになる。現在の大体の基準で言えば7割くらいの仕事能力で復職することが多い。生活のリズム作りが整った後, 最初は職場に慣れることが中心になる。定型業務を中心に、徐々に様子を見ながら仕事量を増やしていく。それが上手くいけば本来の業務にもどる。最初は7割くらいから始め, 増やしていく。精神科医は上記の点で産業医をサポートすることもある。数ヶ月間は超過勤務を行わないことが望ましい。様子を見ながら考え, 必要に応じて主治医である精神科医の意見も聞く。

(夏目　誠)

2. 産業精神保健における産業医の役割

A. 産業保健における健康管理

　自己の健康管理は自分自身で行うことが原則であるが，産業保健においては労働安全衛生法で従業員の健康管理が事業者の義務として規定されている。これは従業員個々の力では対処しきれない様々な職業要因が健康障害因子となりうるからであり，これらの対処と適正化が事業者の義務とされている。これらの対応には専門的な知識を必要とするため，常時50人以上の従業員（派遣労働者や期間従業員を含んだ総数）を雇用する事業者には産業医の選任が義務付けられている。常時1,000人以上の従業員，もしくは一定の有害業務に常時従事する従業員を500人以上を雇用する場合は，事業場に専属の産業医すなわち常勤産業医を選任しなければならない。労働安全衛生法による健康管理活動は大別して健康診断実施と実施後の措置，健康状態に応じた作業や就業の管理，過重労働者への対応，メンタルヘルスケア，健康障害の原因調査と再発防止，健康増進活動などとなり，この基礎として健康教育や衛生教育がある。

　企業にとっては，せっかく獲得した人材を健康施策が不十分であるがゆえに損失し，結果的に企業活動に支障が出るようでは企業としての大きな損失である。法があろうとなかろうと，「企業は人なり」と言われるように，健康管理を含む産業保健活動は，企業活力を人的基盤から支える重要な活動であるといえる[1]。

B. 産業医活動と健康管理の対象疾患

　産業保健活動のなかで，健康診断などで対象となる疾患は身体疾患が主体である。古くはじん肺や重症中毒あるいは結核など，外因による曝露の結果として発症する疾患が主流であった。その後に成人病対策へ対象疾患を変え，現在は過労死防止対策の名目で生活習慣病の早期発見と保健指導などに力点を置くようになっている。

　職場における健康診断では，就業の可否判断や適正配置判断などの「就業上の措置」を行うとともに，経時的変化を含めて労働者の健康状態を総合的に把握したうえで，労働者が常に健康で働けるよう治療勧奨や保健指導，作業管理あるいは作業環境管理にフィードバックしていくことになる。これらのために事業者は産業医の意見を聴くことが義務付けられており，その意見を的確に述べるために，産業医は少なくとも毎月1回以上の職場巡視を行うこととされている。これは，多くの主治医が毎月1回以上の診察で患者の状態を確認することと対比して考えると，産業医は職場と就業条件の確認を毎月行っていると考えられる。従業員が患者となった場合を考えると，役割の違いがわかる。

　近年の産業界においては，企業のグローバル化や海外企業との対抗のためもあって，要員削減，過剰な成果主義やノルマ，過重・過密労働，海外勤務の増加，非正規労働者などの問題が発生して

いる。これらの情勢を背景にして，労働者のメンタルヘルス疾患が増加しており，国内の自殺の増加は社会問題化している。このような状況から，産業保健活動においても，身体的な健康だけでなく心の健康も含めた取り組みを行う必要性が高まっている。現在では，事業者に課せられた健康管理義務の対象として，心の健康状態も把握して，面接指導の実施や治療連携のほか，労働者個々の必要に応じて作業転換，労働時間の短縮，職場環境の改善等の「就業上の措置」を行うことが労働安全衛生法で求められている。

C. 産業医の果たすべき役割

　産業医として持つべきメンタルヘルスに関する知識は治療や診断の専門性ではない。ただし事例を見逃さず，適切に専門家につなぐことが求められる。あるいは職場復帰や適正配置検討の際に主治医から診療情報提供を受けて，必要な意見を事業者に伝える役割も重要である。そのために産業医が労働者のメンタルヘルスについて勉強する機会は増加している。しかしメンタルヘルスが専門の産業医は極めて少数のため，社外の精神科医から適宜アドバイスを受けられる体制を構築することが望ましい[2]。つまり，労働者を介した産業医と主治医との連携は極めて重要であり，産業保健推進センターや産業保健推進連絡事務所に併設されたメンタルヘルス対策支援センターやEAP（従業員支援プログラム）機関といった外部専門機関との連携も極めて重要となる。その他，職場をよく知る産業医に求められる活動としては，事業場内におけるメンタルヘルス教育がある。これがセルフケアやラインによるケアの基礎となることはもちろん，職場復帰や適正配置を円滑に行うためにも管理職や従業員への教育は必須である。産業医が従業員や事業場内に強固なネットワークを有していれば，メンタルヘルス教育を自ら行うと外部専門家よりも説得力や実効性に富んでいることがある。もちろん精神科医やメンタルヘルス教育の専門家を招聘してもよい。これらのコーディネートを行うことも産業医に期待される役割であろう[3]。

文　献

1) 産業医学推進研究会編：健康診断から健康管理へ．大久保利晃，土屋健三郎監修．健康診断ストラテジー．横浜：バイオコミュニケーションズ；2005. P2-30.
2) 宮本俊明：新日本製鐵㈱君津製鐵所での産業精神保健活動．産業精神保健　1997；6：253-9
3) 宮本俊明：リストラ環境下におけるメンタルヘルスケア．産業ストレス研究　2001；8：193-6

〔宮本俊明〕

3. 嘱託産業医の活動と役割

はじめに

 日本産業における産業医の大半は非常勤嘱託産業医である。というのも従業員が1000人以上の大企業で働く労働者は，わが国の労働人口の1割以下であり，企業数の観点からは1％以下であるという現状を知れば，自明の理である。

 産業保健関係の学会などでも，専属産業医と嘱託産業医の間で「それは大企業だからこそ出来る活動であって，私たち非常勤嘱託産業医にとっては大変難しい要求である」といった議論がよく交わされている。おそらく専属であっても嘱託であっても核となるものは共通だが，企業規模，産業医の活動時間の相違などにより，アプローチの仕方は異なるのだろう。本稿では中小企業だからこそのメリットを活用した産業医活動という観点を中心に述べたい。

A. 嘱託産業医活動の特徴

 中小企業での嘱託産業医活動の特徴を以下に列挙する。

a. 異文化への適応を要する

 多くの嘱託産業医は臨床医が多く，臨床を主体に従事している医師からすれば，企業内に入り異文化を実体験することがある。医師として真摯に取り組もうとするほどその軋轢を感じるかも知れない。ひとつの例として個人情報の取り扱いがある。医師としては当たり前の個人情報の取り扱いが，ことさら中小企業では意識が異なることが珍しくない。大企業と違って，経営層や管理者層はほとんど従業員の顔を知っている。ある部下の健康管理上の対応を産業医として直属の上司にメールを送ったところ，その内容がそのまま経営層や他の部署の管理者まで carbon copy で共有されるなどということも起こり得る。しかも彼らに決して悪気はなかったりする。まずはその企業風土を理解する姿勢と，起こり得ることを広い範囲で想定した活動が必要である。

b. 内部に研修システムはない

 病院のように指導医，研修医などのシステムはゼロに等しい。大企業であれば専属産業医が各拠点にいて，全社の産業医会議などで情報交換の場が設けられたり，経歴の長い産業医から直接指導を受ける機会が見込めるが，中小企業ではあまり望めず，自ら産業医向けの研修などへ足を運び情報を得る必要がある。

c. 効率の良さが求められる

 専属産業医と大きく異なる点の一つに，企業に滞在できる時間的制限がある。月に1回〜数回の

限られた時間で，産業医業務をこなす必要がある．労働安全衛生法に定められる産業医の職務は，専属・嘱託の区別はない．考えようによっては専属産業医より難しいことを要求されているとも言える．滞在時間に効率よく業務が出来るよう，事前準備をする人材（事業場内メンタルヘルス推進担当者など）が必要であり，また優先度を意識した活動が必要となる．

d. 法定の労働衛生管理体制が未確立である

一般に大企業に比べ，法定の健康診断の実施率，受診率が低い．当然メンタルヘルス対策もこれからというところが多い．2007年の厚労省実施の労働者健康状況調査によれば，労働者100名以下の企業の約55％で，メンタルヘルス対策が未実施である．

e. 事例化した際の職場周囲への影響が大きい

中小企業は，従業員も職種も少なく，福利厚生も豊かでないことが多いため，ひとりの休職者による周囲への影響は大きい．ひとりに休まれると作業が回らなくなるため，補充要員の募集をかけたり派遣社員を採用する対応がなされる．「復職支援」が産業精神保健のトピックスのひとつではあるが，休職中に自己都合退職し復職支援まで至らないケースも珍しくない．

B. メリットを活かした産業医の役割の特徴

前述のようにいろいろな課題が存在するものの，中小企業ならではのメリットを活かした活動を意識すると良いだろう．

a. 小回りの利く活動

大企業は組織が巨大であるがゆえに官僚的でありがちである．一方，中小企業では，小回りが利くため，方針の提案，承認，実行までのプロセスが迅速である．また首脳陣との距離も近いため，産業保健の重要性を直接社長と会って理解を促していくことも可能である．

b. 事業場内外の連携構築

多くの嘱託産業医は臨床医であるが，臨床医であるがゆえの地域医療ネットワークの活用も大きなメリットとなる．ことさらメンタルヘルスに関しては産業医と主治医の連携が非常に重要であるため，医師会等でお互いの顔がよく見えていることは大変心強い．

c. バランス感覚

時には衛生委員会も存在しない状況から，ひとつずつ作り上げていくプロセスは嘱託産業医ならではの役割であり，また醍醐味でもある．まったく産業保健体制のないところに正論で推し進めても，企業側がついて来れないことがある．企業の風土や特性を理解し，信頼を築きながら地道に前進していくスタンスは重要だろう．その際，企業側と労働者の双方から信頼を得ていくバランス感覚は，産業医には不可欠である．

おわりに

　予防から関われる産業保健活動は，日常の臨床業務にも大いに役立つはずである。病院と違い健常者が圧倒的に多い場に身をおくことは医療人にとって予防医学の実践の場となる絶好の機会と思われる。しかし嘱託産業医は自由度が高いだけに「木を見て森を見ず」となっていないか，情報の収集には努めたい。厚生労働省，中央労働災害防止協会，産業保健推進センター，産業医科大学産業医学実務研修センターなどのネット情報を利用すると良い。特にメンタルヘルス情報に関しては，厚労省の「こころの耳」のホームページは情報が集約されているため参照されたい。また書籍『嘱託産業医の実務』（高田勗　編：社団法人　全国労働基準関係団体連合会，2009）や『嘱託産業医のためのQ&A』（森晃爾　編：労働調査会，2007）も具体的で役立つと思われる。

〈高野知樹〉

4. 保健師の活動と役割

はじめに

　職場におけるメンタルヘルス対策の目的は、従業員が心身ともに健康で働きがいのある職業生活を送ることであり、それによって企業の生産性を高めることである。メンタルヘルス対策を推進するためには、社内外の専門家や人事労務部門とのチームとしての活動が重要であり、そのチームの一員として保健師が存在している。

A. 保健師の活動の特徴

a. 一〜三次予防の施策に対応

　メンタルヘルスケアは事業場の心の健康レベルに合わせ、心の健康保持増進のための「一次予防」、問題の早期発見と対応を目的とした「二次予防」、そして職場復帰、再発予防を中心とした「三次予防」に分けられる（図1）。

　従業員の心の健康状態が生産性や安全に大きく影響することを考慮すると、全員を対象とした、ポジティブなメンタルヘルス対策、すなわち、メンタルヘルス不調でない状態（図1の心の健康レベル0の状態）よりも、高い心の健康レベルでイキイキと働けるよう支援することが重要である。したがって、保健師は二次・三次予防だけでなく一次予防を重視して活動している。

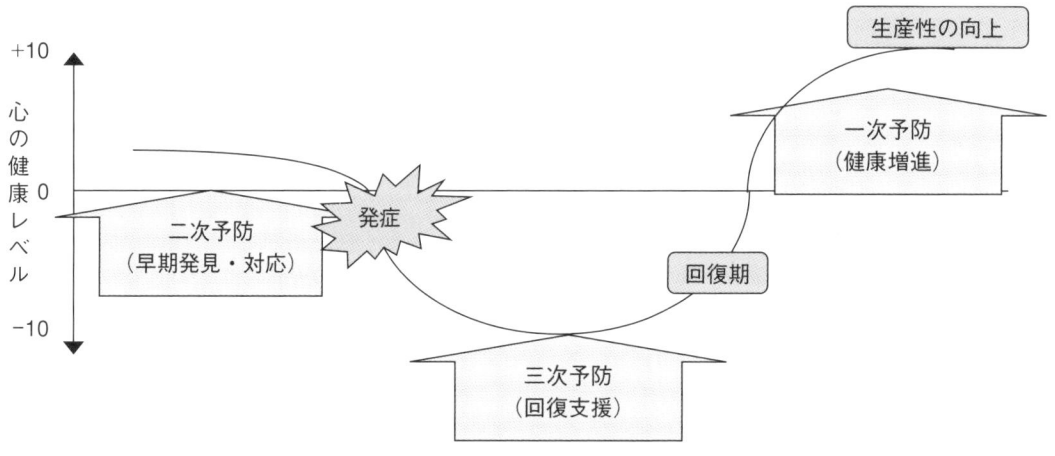

図1　メンタルヘルス対策のイメージ

b. 従業員の身近な存在

産業看護職は、ファーストライン・プロフェッショナル（対象者に身近な専門職）であり、従業員とのラポールがとりやすく、バックグランド情報を得やすい立場にある[1]。特に保健師はふだんから健康相談や保健指導等において、身体的な健康問題についての相談にのることが多く、メンタルヘルス不調が身体症状として現れているケースを含めて幅広く対応できる。

また、産業カウンセラーなどの資格を取得して、社内で簡単なカウンセリングにも対応している保健師もいるので、従業員にとっては、上司や産業医に相談しづらいときでも、気軽に相談できる身近な存在である。

c. 従業員を全人的に把握

保健師は、従業員の業務内容や業務負荷、生活習慣や価値観、従業員が働いている職場の環境（人間関係も含め）、家族の状況などを全人的に把握している。そのため、症状に応じた業務上の配慮や、家族との連絡調整などが必要な場合でも、主治医や産業医の指示のもとにケース対応することができる。

d. コーディネーターとして関係者と連携

保健師は産業医を中心としたチームの中で活動し、従業員だけでなく管理監督者や人事労務部門との連携をとり、健康教育などの産業保健活動を実施している。そのため、復職支援などを行う際には、メンタルヘルス不調者本人だけでなく、主治医や管理監督者、家族などの意見を調整しつつ支援を行う。また、主治医に対しては、職場の状況だけでなく、会社の規則や制度等についても情報提供できる立場である。

B. 保健師の活動

近年、精神疾患に関する偏見が減ってきたとはいえ、まだ多くの個人や企業には根強い偏見が残っている。偏見がある企業では、従業員がメンタルヘルス不調に気づいても相談できずにいたり、メンタルヘルス不調者が復職する際に職場の支援が得られないことがある。職域で実際に保健師が行うメンタルヘルス活動は、メンタルヘルスに関する偏見を減らすための工夫を加味した啓発、教育、相談、調査が中心であるので、まだ実践されている職場は少ないが、その内容について述べる（表）。

a. 啓発活動

啓発活動は、主にセルフケアの支援を目的として、情報提供のために健康ニュース類の発行や講演会などを行う。具体的な内容としては、ストレスコントロールやリラクゼーションなどセルフケアのための実技の指導や、社外EAP（Employee Assistance Program：従業員支援プログラム）によるカウンセリング窓口の紹介、そして社内イントラネット上でのストレスのセルフチェックなどである。

表 事業場でのメンタルヘルス活動例

活　動	具体的な活動内容
啓　発	1. 健康ニュースの発行 2. ヘルスアップキャンペーンの開催 3. セルフケア・グッズの貸出（自律訓練法のCD等） 4. 講演会・イベントの実施 5. イントラネットでのセルフチェックや情報提供
教　育	1. 管理監督者教育 2. 階層別教育（新入社員等，職位毎の研修） 3. 出張健康教育
相　談	1. 面談・電話・電子メールによる相談 2. 社外EAP機関，医療機関での相談・治療 3. 長時間勤務者に対する面談 4. 復職時健康面談
調　査	1. ストレス調査の実施 2. 個別の結果返却 3. 高ストレス者のフォローアップ 4. 管理監督者に対する結果にもとづく個別面談

b. 教育活動

　企業内では，各職位に応じた階層別教育の一部として，新入社員にはセルフケアに関する教育や，管理監督者にはラインによるケアに関する教育など，職位に応じた内容が組み込まれている。保健師は産業医や社内外の専門家とともに教育を行う。

　また，事業場のメンタルヘルスの状況に合わせて，職場に出向く教育や人事労務部門と協力したコーチング（モチベーションを重視した人材育成や人間関係の技術）の教育などを企画・実施することも保健師の業務である。

c. 相談活動

　保健師は，健康相談と区別せずにメンタルヘルス相談を，従業員の利便性を考慮し多様な相談方法（面談，電話，電子メールなど）で実施している。特に精神疾患に関する偏見がある事業場の場合は，メンタルヘルスも含めた相談窓口は，メンタルヘルスに特化した相談窓口よりも，従業員の心理的な抵抗を軽減できる。

　そして，メンタルヘルス不調のハイリスクグループである長時間勤務者に対しても，産業医とともに面接指導を行い，不調の早期発見やセルフケアの指導に努める。相談対応により，メンタルヘルス不調が疑われる場合には，産業医や社外の専門家に相談して，専門医受診を勧める。その後は必要に応じて産業医や主治医，管理監督者や人事労務部門との連携により，業務上の配慮や復職支援を行う。

d. 調査とフィードバック

　従業員や管理監督者がセルフケアやラインによるケアを行う場合，現状の把握が必要である。そ

のためには，健康診断の際に職業性ストレス簡易調査などを行い，その結果をストレスのセルフチェックの結果として，従業員に個別に返却することが効果的である．個別返却と同時にメンタルヘルス不調が疑われる場合は，個別にフォローアップを行う．

　管理監督者に対しては，個人が特定できない形で職場全体のストレス状況を報告し，管理監督者と話し合うことにより，職場の環境改善に役立ててもらう．そして，事業場全体のデータは衛生委員会で検討し，メンタルヘルス対策の企画立案や評価に利用する．

おわりに

　職場におけるメンタルヘルス対策の目的は，従業員が心身ともに健康で働きがいのある職業生活を送ることである．職域で働く保健師は，社内外の関係者と連携をとりながら一～三次予防対策を企画し，啓発・教育・相談・調査を行っている．

　メンタルヘルス対策は経営的視点では，企業の社会的責任（CSR：Corporate Social Responsibility）や，従業員のモラール向上や離職率の低下など，企業経営にも寄与すると考えられている．したがって，今後は保健師の活動も，ポジティブなメンタルヘルス活動を重視していくことが望ましいであろう．

文　献

1) 河野啓子：産業精神保健専門職の広がり　産業看護の立場から．産業精神保健，12, 208-211. 2004.
2) 日本産業衛生学会「職場のメンタルヘルス対策における産業看護職の役割」検討ワーキンググループ：「職場のメンタルヘルス対策における産業看護職の役割」に関する報告書．2006.
3) 島　悟：メンタルヘルス入門．日本経済新聞出版社．2007.
4) 栗岡住子：心のメンテナンス術 4「企業でのメンタルヘルス対策の実際」．労働の科学，61 (5)； 18-21. 2006.
5) 栗岡住子：予防活動を中心としたメンタルヘルス対策．産業ストレス研究，12 (21)：121-125. 2003.

〈栗岡住子〉

5. メンタルヘルス支援活動と心理職（カウンセラー）の役割・機能

はじめに

　大企業の場合は健康管理室や診療所を設け，常勤又は嘱託の産業医（医師）や産業保健スタッフ（保健師・看護師等）による健康支援がなされているが，精神面のケアに関しては社外の専門家（精神科医・心療内科医・心理職）を雇用し，委ねる場合が少なくない．一方，中小企業では健康管理室等が設置されていないところもあり，ましてや社内に専門家を雇用しているところは限られ，気軽に相談出来る体制は充分とは言いがたい．

　しかし，昨今の社会経済の混乱・低迷の中で，労働者の精神面のケア・支援への社会的ニーズの高まりから，職場メンタルヘルス活動での心理職の専門的スキルの重要性が認識されている．企業にとってメンタルヘルス活動は「安全配慮義務，労災予防といったリスクマネージメントに位置づけたストレス対策」として推進され，そのため心理職に期待される役割・機能も相談活動以外に多岐にわたってきている．

A. 産業保健活動としての企業内カウンセリング

　従来，心理職は，企業の福利厚生サービスの一環として健康管理室や診療所で"治療・相談活動"を担い，メンタルヘルス不調社員，職場不適応社員への個別的な関わりが専らであった．一般的に企業内カウンセリングでは相談者が現実生活の中で陥っている心理的問題を解決し，ある程度，無理なく現実に適応していくことを情緒的に支援し，相談者の環境を整え，感情を適応的に修正し，行動の変容を試み，不適応行動を適応的行動に変容させる事をめざしている．しかし，昨今，企業のメンタルヘルス活動は社員個人への治療・相談活動から"産業保健活動（労働衛生活動）"へと軸足を転じている（図1）．産業保健活動としての企業内カウンセリングでは相談者（社員）個人だけでなく，職場や関係部門にも積極的に関わり，カウンセリングの目標・課題・方針を常に明確化することが大切である．職場等が「カウンセリングで何をしているのかわからない…，個人のプライバシーの大切さはわかるが…，秘密主義で…」と疑問や不信感を抱くことは相談者自身のためにも極力避けなければならない（密室性の排除）．企業の心理職には，①「誰が何を問題として考えているか，業務上何が問題になって困っているのか（＝事例性 caseness：疾病をもった個人の職場適応の程度を判断するために必要な概念）」の視点を重視し，事例性と疾病性（＝illness：医学的に個人の疾病の重症度を判断する概念）を混同しない，②メディカルアセスメント，心理学的アセスメントによって職場不適応問題の所在と発生の力動的なメカニズムを明らかにする，③相談者の自己治癒力，自己成長力を促す働きかけに徹し，退行を過度に促進させない，④社員や職場と十分な接触，連携を図り，指導支援し，時には指示的介入も行う，⑤就労支援のために具体的な職場調整を図る，といった姿勢が求められている．

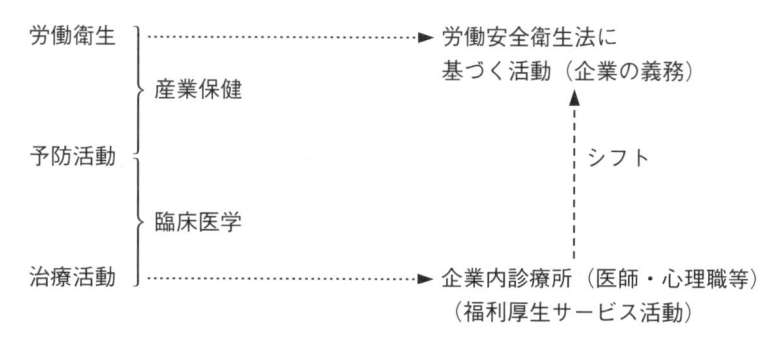

図1　健康管理部門の役割・業務（深澤案を改変）

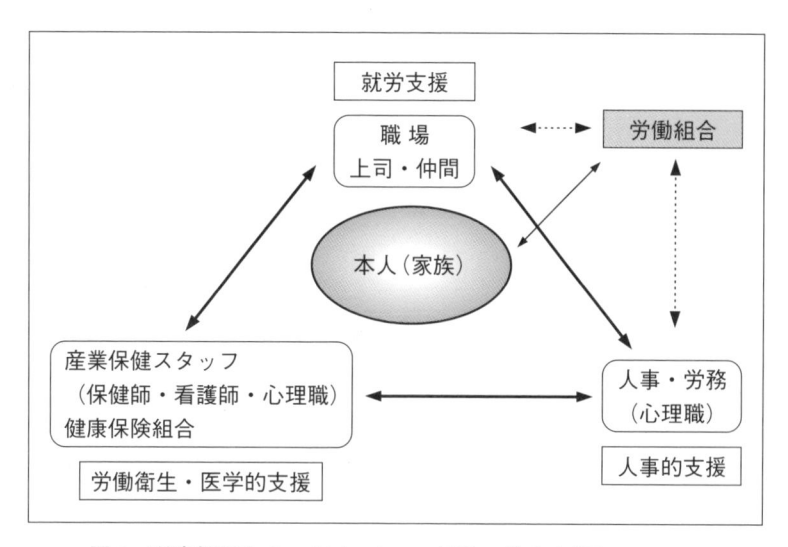

図2　関連部門のチームワーク　〜三位一体の支援システム〜

B. 関係部門との連携

　職場不適応の現象は働く人の個人要因と職場・環境要因が絡み合い、多種多様な状況を呈している。企業内カウンセリングで重要な事は疾病性と事例性を混同しない視点であることは既に述べた。そのためには、「不適応現象」をパーソナリティ面、生育歴、学歴、能力といった個人側の要因と、職場風土、職務内容、人事方針、経営政策、昇進、配置転換、出向、地位、役割など職場側の要因の二側面から捉え、改善に向けて関係部門（職場・健康管理部門・人事労務部門）が三位一体となり相談者に関わる（図2，図3）。この三位一体の総合的なアプローチで企業風土そのものにメンタルヘルスを根付かせていくことが企業内カウンセリングの特徴である。職場不適応現象は、社員個人の問題であると同時に組織の士気や会社への不信感、企業の活力（健康度）の低下をもたらす。社員の生きがい、職務意欲の増進、メンタルヘルス不調の予防、健全で明るい職場環境の維持をめざした"ヘルスプロモーション"活動を展開する必要がある。心理職には産業保健推進のために、社員、人事・労務部門、職場（上司・同僚）、産業保健スタッフ、健康保険組合、労働組合等へのサポーターとして、人事労務・ラインへの助言や支援、社会心理的環境アセスメント、職場調整、

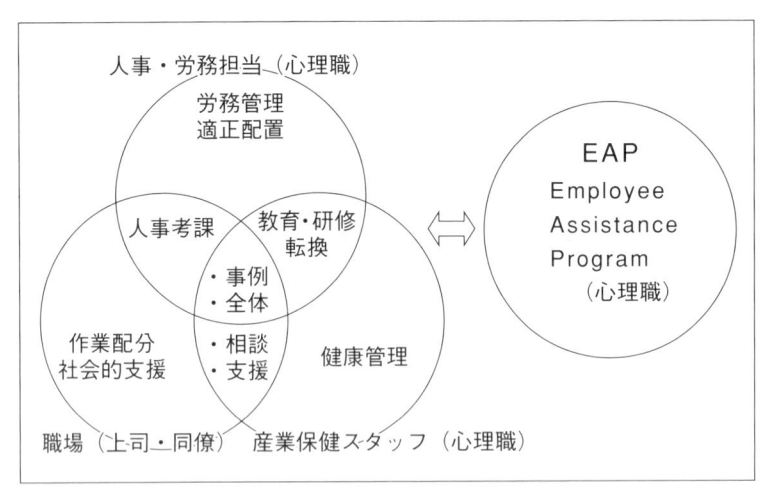

図3 メンタルヘルス活動と各部門の協力

管理職教育等に関わる役割を担っている。さらに、業務遂行上の問題行動及び医療上の問題を抱える部下を持つ管理者へのマネージャー・コンサルテーション、職場組織調査と具体的な組織改善への提言や助言といった職場へのコンサルテーションも重要である。人事・労務・安全担当や職場・上司のマンパワーの活用と連携がメンタルヘルス活動展開の鍵を握るが、コーディネータ役として、現状では心理職が適任であろう（図4）。

おわりに

メンタルヘルス活動は、予防対策（教育・広報）、早期発見・早期治療、相談システム、休職・復職支援システム、危機管理システム等と多くの内容を含んでいるが、"これで完璧！"とのGolden Standardは存在しない。しかし、多くの事例から、①正しい知識の普及と修得、②人権・プライバシーへの配慮、③職場（ライン）を中心とした活動であること、④関連部門（人事労務・職場・健康管理担当）の相互支援システム（役割分担、密接な協力連携・チーム支援）を企業内に構築すること等の重要性が示唆される。さらに、相談活動においては"相談者（不調者・不適応者）は組織・職場の「バイオメーター」である"との視点を持つことが大切である。

心理職にはコンサルタントとして、コーディネータとして、時には教育担当としての役割を担う。その目指すところは、"心理職は治療者だけではなく、社員には自立の支援やストレス対処法を伝授し、職場からはストレスの原因を摘み取るために管理職や人事労務部門等をサポートすること"である。"相談室から出て、自分から積極的に会社（職場）に働きかけ"、アセスメント・診断、介入（相談・ケア）のみならず、教育的・予防的活動や各種プログラム開発の開発（メンタルヘルスのガイダンス・プログラム、キャリア開発、自殺防止、自己啓発　他）や社員のキャリア開発（キャリア・アップ支援、人生設計プログラム）や人材開発へと参画していく。さらに今後、心理職に対しては、経営層（組織のリーダー）へのメンタル・トレーニング機能が求められることが予測される（図4）。

```
1. アセスメント・見立て
2. 介入（相談・ケア）
   復職支援
3. 教育的・予防的活動
   アサーション・コーチング・
   ストレスマネージメント etc
4. 専門的コンサルテーション
   人事部門との連携,
   三位一体支援体制構築
5. メンタルヘルス・プログラム開発
6. キャリア開発・人材開発
```

図4　心理職に求められる機能

文献

1) 森崎美奈子：臨床心理士の役割と産業医とのかかわり―産業精神保健活動とパートナシップ　日本医事新報社, 東京　476-485, 2010-4-1
2) 森崎美奈子：職場ニーズに応じたストレス対策の実際とその効果　臨床心理士の役割と取り組み　産業ストレス研究, vol.13, No4, 231-235, 2006
3) 森崎美奈子：上智大学臨床心理研究　上智大学大学院臨床心理学コース　：産業分野におけるこれからの心理臨床家に求めたいこと―産業精神保健（職場メンタルヘルス）活動と心理職の役割―Vol.32　7-11, 2010-1-30
4) 森崎美奈子：産業医ガイド　基本管理業務からメンタルヘルスまで　日本産業衛生学会関東産業医部会（編）

（森崎美奈子）

6. 人事労務の役割

はじめに

　最近の人事労務分野におけるメンタルヘルス対策の重要性は年々増しており，過重労働による健康障害防止対策の立案・実施や管理・監督者向けの研修の実施，また休職や職場復帰の可否判断など，人事労務部門の役割は数多い。また，安全配慮義務違反や不法行為責任での訴訟が増加しており，メンタルヘルスは，従業員の健康管理の視点に加え，リスク管理の視点でも，その重要性は増している。メンタルヘルスにおける人事労務の役割は数多くあるが，実務を行う中で，最近特に意識する役割を三点に絞って述べたい。

A. 各職種間の連携について

　個別対応においては，主治医，産業医，保健師など産業看護職，該当者の所属長，家族および人事労務部門が，個人情報に十分配慮した上で連携することが必要である。その連携を有効に機能させることが人事労務部門の役割である。主治医，産業医の医学的な見解をもとに，就業制限など業務上の配慮を決定し，所属長が職場環境の整備を行うという一連の過程をスムーズに進め，就業制限を1日でも早く解除し原職への復帰を早期に実現するための重要な役割である。
　しかし，最近では非典型的な（いわゆる新型）うつ病や適応障害，パーソナリティ障害などの事例が増加する中で，主治医と産業医・所属長・人事労務部門との見解が異なることが多くなり，その関係者の連携を機能させることが難しいケースが増加している。例えば，主治医の診断では，「それほど重い症状ではない（業務拡大が可能との診断も含む）」が，実際には「出社できない」，「朝起きられず遅刻する」といったケースである。この場合，当然，産業医と主治医との間で医学的な確認を行うことになるが，それに加えて，人事労務部門が主治医に対して，就業中の業務の遂行状況（業務上の配慮事項を含む）や休暇や遅刻の日数，所属長や保健師など産業看護職との面談の内容など会社における該当者の日常の状態を総合的および正確に伝えることが，関係者の連携を維持，機能させるために必要である。このように人事労務部門と主治医とが接点を持つことにより，関係者間の連携が維持されるケースが実際に増加している。

B. 職場復帰について

　次は職場復帰についてである。そもそも職場復帰の可否判断は，事業主がその責任において行うものであり，それは人事労務部門の役割である。医学的な見解だけではなく，復帰後のケア，職場の受入れ体制（業務内容や就業制限など），所属長や同僚への負荷など総合的に検討して判断することになる。最近では，症状も多様化し一律に判断できない難しいケースが増加している。

職場復帰の可否判断においては，職場復帰後の配慮がどこまで必要なのかということが大きな問題となる．当然，企業であれば業態によって，医学的に求められる配慮事項が全て対応可能ということにはならない．最近では，競争力強化のための分社化やM&Aなどで，一企業における職種や業務内容は一昔前と比べると専門的および限定的になってきていることも要因の一つであろう．従って，主治医が求めている業務上の配慮事項を聴取する際に，主治医に対して，職場としてではなく企業としての対応可能範囲を正確に伝え，協議・検討することが必要である．このためには，主治医と産業医との連携だけではなく，人事労務部門がその連携に加わることが併せて必要である．この場合，職場復帰後の様々なサポートを担う保健師など産業看護職が加わると，より効果的と思われる．また，企業の対応可能範囲は，企業の事情だけで決められるものではなく法的な制約も考慮する必要があることからも，実際に配慮を行う所属長ではなく，やはり人事労務部門の役割であろう．ただし，この確認は，個人情報保護の観点にも十分配慮し，「主治医の就労にあたっての見解を正確に把握する」ということで該当者の同意を得た上で行うことは言うまでもない．

C. メンタルヘルス対策の総合的取り組みについて

　さいごにメンタルヘルスのあらゆる場面において，医学的な制約と法的な制約を調整して総合的に対応することが非常に重要である．その調整を行う主体は，人事労務部門である．最近ではメンタルヘルスに関する訴訟が増加しており，判例や裁判例において企業が負う安全配慮義務が明らかになりつつあることからも，この役割は非常に大きいといえる．最近では内定中や入社後間もない試用期間中での発症や労災認定事案など，判断や対応が難しく，主治医や産業医だけではなく弁護士など法律の専門家の見解も必要となるケースが増加している．

　特に，休職，職場復帰，休職期間満了による従業員資格喪失などは就業規則に則って企業は判断するが，その条文の適用にあたっては，医学的および法的な二つの見解に基づき慎重な判断が求められる．その判断こそ，人事労務部門に課せられた最も大きな役割であろう．

おわりに

　従業員の健康に配慮して業務指示を行うという安全配慮義務の観点から，従業員の健康管理は，まさしく人事労務管理そのものである．実務を担当する中で，このことを再認識することが多く，企業のメンタルヘルス対応における基本かつ重要な考え方であろう．

〈丸山裕弘〉

コラム

1. 社団法人大阪精神科診療所協会における産業メンタルヘルスへの取り組み

A. 社団法人大阪精神科診療所協会とは

　社団法人大阪精神科診療所協会（以下大精診）は精神神経科の医療及び医業の向上発展を目的とし，1970年に設立された。会員は大阪府下において主として精神神経科の診療を行っている診療所の管理医師で，1999年6月に社団法人として認可された。平成22年4月現在，大阪府下で227の診療所が本会に所属し，地域精神保健活動，公益的な精神保健活動，学術講演会，各種講習会などを企画し活動している。

B. 大精診の産業精神保健への取り組み

　大精診には18の委員会と2つのプロジェクトチームが存在しているが，委員会の一つとして1999年に産業精神保健委員会が設けられた。この委員会には現在15名の会員が所属しており，大精診の産業精神保健への取り組みはこの委員会を中心に行われている。
　主たる取り組みは以下の通りである。

a. メンタルヘルス指針推進モデル事業場におけるメンタルヘルス推進支援

　大精診産業精神保健委員会の委員が指導専門家としての参画し，①事業場におけるメンタルヘルス推進スタッフに対するメンタルヘルスケア対策推進への指導と助言（職場におけるメンタルヘルス導入に際しての留意点，年間研修計画の立案への助言，など），②管理監督者を中心としたメンタルヘルスケア研修（特にうつ病に対する研修）などを行っている。

b. 中央労働災害防止協会による研修会，講習会への支援

　中央労働災害防止協会に協力し，以下の研修会に大精診産業精神保健委員会委員が講師として講演した。①管理監督者向け研修会，②安全衛生管理者向け講習会，③産業保健スタッフ向け講習会，④心理相談員向け講習会，⑤ヘルスリスナー向け講習会。

c. 大阪府医師会における活動

　大阪府医師会に協力し，以下のような活動を行っている。①医師会が開催する産業医向け講習会において「職場のうつ病対策」など産業精神保健に関する講演会に大精診産業精神保健委員会委員が講師として講演，②医師会産業精神保健委員会の委員として大精診産業精神保健委員会の委員が参画。

d. 大阪労働局への協力

　大阪労働局関連事業に当協会として積極的に協力し，以下の活動を行った。①大阪メンタルヘルス対策推進連絡会へ委員として参画，②産業保健推進センターへの協力（相談員の推薦），③大阪労働局労働衛生管理講習会にて講師として講演，④大阪府労働局メンタルヘルス対策シンポジウムにシンポジストとして参加，⑤大阪府総合労働事務所中高年ライフプラン支援セミナーにおいて講師として講演。

e. 一般企業への講習

　一般企業からの要請に応え大精診産業精神保健委員会委員が企業において講演をしている。主として管理職向けの研修が主体であり，内容は委員会で協議して充実を図っている。研修を行った企業は数 10 社に及んでいる。

f. 大精診・関西産研・心理相談員会合同研究会

　大精診と，心理相談員会関西支部，さらに企業の産業医の集まりである関西産業健康管理研究協議会（関西産研）と合同の勉強会を 2000 年より開始し，毎年 2 回合同の勉強会を開催している。最近は，人事労務担当者など企業関係者にも参加してもらうことになり，多くの企業関係者が参加している。

C. 産業医グループ，企業関係者との合同研究会における成果

　大精診では産業精神保健委員会を中心として，前項に記したようないくつかの取り組みを行ってきたが，この中で，精神科医療機関と企業との関係つくりにおいて非常に有意義であったのが，関西産業管理研究協議会，心理相談員会との合同研究会である。この研究会は毎年 2 回開催され現在 11 年目を迎えている。最近では人事労務担当者など企業関係者も多く参加している。

　この研究会の大きな成果は，精神科医療機関，すなわち精神科主治医としての立場と，企業あるいは産業医の立場に関してお互いが理解しあったことである。例えば，産業医においては精神科主治医の記す診断書が極めてあいまいであることに対する批判が当初非常に大きかった。しかし，合同での勉強会を通して，精神科主治医の立場からみた守秘義務の問題，あるいは，疾病差別や患者不利益に対する危惧，さらに精神障害自体の特性などへの見識が深まったことから精神科医療機関の提出する診断書があいまいにならざるを得ないことへの理解も深まり，その上で，お互いが患者の利益に寄与できるかかわり方を模索していこうという機運が生まれた。

　ややもすれば対立関係になりがちな精神科主治医と企業の関係であるが，お互いの立場，そして，その立場における課題と不安などを理解することから，患者にとっても企業にとっても有用な連携関係を模索していこうという姿勢こそが今後求められるものと考える。

〈渡辺洋一郎〉

コラム

2. うつ状態・うつ病の評価

はじめに

　最近の職場のメンタルヘルスの不調の中で最も多い精神疾患は，うつ状態・うつ病である。ICD-10，DSM-Ⅳの診断基準を満たすこれらの病態を職場の中で早期発見するには産業医を含めた産業保健スタッフが集団に対して行う，いくつかのチェックリスト，評価尺度を利用するのも一つの方法である。産業保健スタッフが職場巡視の中で普段より活気がない人，仕事の能率が低下している人，対人関係がうまくいかない人を見つけるためにも同様な評価尺度を用いることもある。
　ところで，うつ状態を呈してもうつ病だけでなく，さまざまな精神疾患による場合がある。したがって，評価尺度だけでは臨床診断に限界があることを理解した上でこれを施行する必要がある。
　そして，評価結果によっては，うつ状態の可能性，あるいは専門医へ紹介する人を見いだすことになる。そこで産業保健スタッフは本人に面談して専門医に紹介し，治療に結びつけるためのスキルや職場側からの信頼を得るための日常的な活動が必要である。また，復職者の再発，再燃を早期発見するため，復職後のフォローアップ時期にもこれら評価尺度を用いることがある。

A. 集団を対象にしたうつ病の評価尺度

a. 自記式評価尺度

　質問が記載された回答用紙に被検者自身が回答を記入したものを評価する。したがって，個人の主観によって回答が左右され，空欄などの欠損値が生じやすいという欠点がある。しかし，面接者がいなくても短時間で一度に大量の対象者に施行できるという利点もある。

(1) 二質問法

　Whoolyら[1]は，プライマリーケアでうつ病を診断するために2項目からなる二質問法を考案した。質問内容は，DSM-Ⅳの診断基準に準じ，1)「この1か月間，気分が沈んだり，ゆううつな気持ちになったりすることがよくありましたか？」，2)「この1か月間，どうしても物事に対して興味がわかない，あるいは心から楽しめない感じがよくありましたか？」というものである。鈴木ら[2]は，職域におけるうつ病スクリーニング法として，この二質問法の有効性を検討し，その感度は，カットオフ値（CO）を1点とすると99％，2点とすると87.9％，同時に行ったBeckうつ病評価尺度（BDI）[4]（後述）の感度はCOが10～14点の間で80％であったと報告しており，職域のうつ病の一次スクリーニングとして，二質問法とBDIが妥当とした。
　過重労働対策等のための面接指導マニュアル・テキスト等作成委員会が作成した医師用のチェックリストにおいても表1[3]のように二質問法を最初に用いることになっている。

表1 面接によるうつ病等の可能性の評価と受診の要否の判断

「B3 うつ病等の一次スクリーニング」で「危険性が高い」と判定された労働者に対して，次の全ての項目について直接質問し，チェックし事後措置を行う。

A1	この2週間以上，毎日のように，ほとんど1日中ずっと憂うつであったり沈んだ気持ちでいましたか？	□ いいえ	□ はい
A2	この2週間以上，ほとんどのことに興味がなくなっていたり，大抵いつもなら楽しめていたことが楽しめなくなっていましたか？	□ いいえ	□ はい

A1とA2のどちらか，あるいは両方が「はい」である場合，下記の質問に進む。

この2週間以上，憂うつであったり，ほとんどのことに興味がなくなっていた場合，あなたは：

A3	毎晩のように，睡眠に問題（たとえば，寝つきが悪い，真夜中に目が覚める，朝早く目覚める，寝過ぎてしまうなど）がありましたか？	□ いいえ	□ はい
A4	毎日のように，自分に価値がないと感じたり，または罪の意識を感じたりしましたか？	□ いいえ	□ はい
A5	毎日のように，集中したり決断することが難しいと感じましたか？	□ いいえ	□ はい

A1とA2のどちらか，あるいは両方が「はい」で，A1〜A5の回答のうち少なくとも3つ以上「はい」がある。

↓

うつ病の疑いあり

↓

次の（ア），（イ）のいずれか，あるいは両方が，
（ア）うつ病の症状のために，仕事や生活上の支障がかなりある。
（イ）死にたい気持ちについてたずね，死についての考え，または死にたい気持ちが持続している。

□ あり　　　　　　　□ なし

- □ 専門医療機関への受診を勧める
- □ 現在受診中の専門医療機関への適切な継続受診を勧める

□ 保健指導と経過観察

(2) Beckうつ病評価尺度

「悲哀感」,「自責感」,「睡眠障害」などの21項目から構成され,それぞれの項目を0〜3点の4段階で評価を行う。合計得点は0〜63点となり,合計得点が0〜13点であれば正常,14〜24点は軽症から中等度のうつ病,25点以上は重症うつ病とされている。同じようなうつ病評価尺度の一つであるMontgomery Åsbergうつ病評価尺度(MADRS)の結果と強い相関があるとされている。

(3) Zung自記式うつ病評価尺度：Self-rating Depression Scale (SDS)

Zungが開発した自記式の評価尺度である。うつ病を肯定する項目と否定する項目とがそれぞれ10項目づつあり,「いいえ」,「ときどき」,「かなり」,「いつも」の4段階で評価する。段階評価が頻度でなされるのが特徴である。うつ病のように患者が億劫感を訴える場合には,項目が20項目と少ないため簡易テストとして有用である。うつ病のスクリーニングとして使用される際には40点がCO値とされるが,高齢者では,身体症状に関する項目で高得点となりやすいためCO値を高く設定する必要があるとされる。日本語版ではうつ病患者群の平均は60点とされる。

(4) Center for Epidemiological Studies Depression Scale (CES-D)

CES-Dは米国国立精神衛生研究所(NIMH)で開発された評価尺度で,一般人を対象にうつ病をスクリーニングするために開発された。合計点は60点であり,CO値は16点に設定されている。日本語版は島ら[5]によって信頼性,妥当性,臨床的有用性が確認されており,わが国における疫学調査でも用いられている。

B. 個別的にその経過をみるための評価尺度

(1) Hamiltonうつ病評価尺度(HAM-D)

うつ病の評価を他覚的,数量的に行う場合に用いる評価尺度であり,その総点が7点以下になると一般的にはうつ病は寛解したと考えられる。

(2) Social adaptation self-evaluation scale：SASS

高橋ら[6],後藤ら[7]は,Boscら[8]が作成したうつ病患者のQOLを評価するための自己評価尺度(SASS)の日本語版を作成した。表2[7]にわれわれが作成したSASSを示す。抑うつ状態が改善したことと仕事を健康な時と同じようにできるかどうかは別の問題である。したがって,SASSで社会適応度を検討することは重要と考えられる。SASSは対人関係,興味や好奇心,自己認識などの因子に分けられ,HAM-Dで寛解していてもSASSでは回復といえず,復職できないこともあるため,両者を併用して評価することが必要と考えている。

おわりに

精神疾患に対する一次予防は困難であるが,あらゆる機会に勤労者に精神疾患に対する啓発を行う疾患教育を行うことが重要である。その教育の中で評価尺度を用いると具体的にうつ病の症状を理解することができる。また,うつ状態を見出す以前に職場ストレスを評価することも重要である。したがって,うつ状態の評価尺度だけでなく職場ストレスの評価[9]も必要である(職業性ストレス簡易調査票：BJSQ[10])。

治療者は,職場環境,仕事量,仕事内容,職場の人間関係などについてほとんど知識がないこと

表2　SASS日本語版（Social Adaptation Self-evaluation Scale）

	実施日：　　年　　月　　日	
氏名：_____	男性・女性　　年齢：_____	

以下の質問に対して適当なもの1つに○を付けてください

何か仕事をしていますか	1. はい	2. いいえ
1. （1と答えた方のみ）今の仕事に興味がありますか	3. 大変興味がある　2. まあまあ興味がある	1. 少し興味がある　0. 全く興味がない
2. （2と答えた方のみ）家事に興味がありますか	3. 大変興味がある　2. まあまあ興味がある	1. 少し興味がある　0. 全く興味がない
3. あなたは今の仕事や家事を楽しんでやっていますか	3. 大変楽しい　2. まあまあ楽しい	1. 少し楽しい　0. 全く楽しくない
4. あなたは趣味・余暇に興味がありますか	3. 大変興味がある　2. まあまあ興味がある	1. 少し興味がある　0. 全く興味がない
5. あなたの余暇は充実していますか	3. 大変充実している　2. まあまあ充実している	1. 少し充実している　0. 全く充実していない
6. あなたはどのくらい頻繁に家族（配偶者，子ども，両親など）とコミュニケーションをとりますか	3. 大変頻繁にとる　2. まあまあ頻繁にとる	1. まれにしかとらない　0. 全くとらない
7. あなたの家族関係は良いですか	3. 大変良い　2. 良い	1. まあまあ良い　0. 悪い
8. 家族以外であなたが親しくしている人はどれぐらいいますか	3. 大勢いる　2. 何人かいる	1. 少しいる　0. 1人もいない
9. あなたは他人との関係を積極的に築こうとしますか	3. 大変積極的に築こうとする　2. 積極的に築こうとする	1. それなりに築こうとする　0. ほとんど築こうとしない
10. 全体として，あなたと他人との関係は良いですか	3. 大変良い　2. まあまあ良い	1. 良い　0. 悪い
11. あなたは他人との関係にどのくらい価値をおいていますか	3. 大変重視している　2. 重視している	1. 少し重視している　0. 全く重視していない
12. あなたの周りの人たちはどのくらい頻繁にあなたとのコミュニケーションを求めますか	3. 大変頻繁に求める　2. 頻繁に求める	1. まれにしか求めない　0. 全く求めない
13. あなたは社会のルールや礼儀や礼節を守りますか	3. いつも守る　2. だいたい守る	1. あまり守らない　0. 全く守らない
14. あなたは（教会やクラブなど）地域社会の生活にどのくらい参加していますか	3. 全面的に参加している　2. まあまあ参加している	1. 少ししか参加していない　0. 全く参加していない
15. あなたは物事や状況や人をよりよく理解するために，それらに関する情報を集めるのが好きですか	3. 大変好きである　2. まあまあ好きである	1. それほど好きではない　0. 嫌いである
16. あなたは科学や技術や文化に関する情報に興味がありますか	3. 大変興味がある　2. まあまあ興味がある	1. 少し興味がある　0. 全く興味がない
17. あなたは自分の意見を述べるときに，どのくらい頻繁に困難さを感じますか	0. いつも感じる　1. しばしば感じる	2. 時々感じる　3. 全く感じない
18. あなたはどのくらい頻繁に，周囲から受け入れられていない，また，疎外されていると感じますか	0. いつも感じる　1. しばしば感じる	2. 時々感じる　3. 全く感じない
19. あなたは自分の身体的外観をどのくらい気にしていますか	3. 大変気にしている　2. 気にしている	1. それほど気にしていない　0. 全く気にしていない
20. あなたは財産や収入の管理に対してどのくらい頻繁に困難を感じますか	3. いつも感じる　2. しばしば感じる	1. 時々感じる　0. 全く感じない
21. あなたは周りの環境をあなたの思うままに，また必要に応じて調整することができると感じますか	3. よくできると感じる　2. まあまあできると感じる	1. そんなにできるとは感じない　0. 全くできないと感じる

以上です　　　　　　　　　　　　　　　　　　　　　　　／60

（産業医科大学精神医学教室，国立精神・神経センター武蔵病院）

が多いので，このような評価尺度の結果を媒体にして産業医や産業保健スタッフと連携し，勤労者の状態を把握することも考えられる．なお，2012年厚生労働省は健診項目にうつ病などの精神疾患に関する項目を入れる方針を立て現在討議中である．

文 献

1) Whooly MA, Avins AL, Miranda J, et al：Case-finding instruments for depression：Two questions are as good as many. J Gen Intern Med.12：439-445, 1997.
2) 鈴木竜世，野畑綾子，金 直淑，他：職域のうつ病発見と介入における質問紙法の有用性検討．精神医学 45：699-708, 2003.
3) 医師による面接調査・指導および事業者への意見の具申.実践産業医活動テキスト 職場のメンタルヘルス対策，産業医学振興財団，東京，p80, 2006.
4) Beck AT, Ward CH, Mendelson M. et al：An inventory for measuring depression. Arch Gen Psychiatry, 4：561-571, 1961.
5) 島 悟，鹿野達男，北村俊則，他：新しい抑うつ性自己評価尺度について1．精神医学27：717-723, 1985.
6) 高橋彩子，大坪天平，宮岡 等，他：Social adaptation self-evaluation scale（SASS）日本語版の作成と信頼性・妥当性検討．精神経誌，102（12）：1269-1270, 2000.
7) 後藤牧子，上田展久，吉村玲児，他：Social adaptation self-evaluation scale（SASS）日本語版の信頼性および妥当性．精神医学，47（5）：483-489, 2005.
8) Bosc M, Dubini A, Polin V：Development and validation of a social functioning scale, the Social Adaptation Self-evaluation Scale. Eur Neuro-psychopharmacol 7（Suppl1）：S57-S70, 1997.
9) 下光輝一，原谷隆史，中村 賢，他：職業性ストレス簡易調査票の信頼性の検討と基準値の設定．労働省平成11年度「作業関連疾患の予防に関する研究」報告書，126-138, 2000.
10) http://www.tokyo-med.ac.jp/ph/ts/sutoresutyosahyou.htm.

〈中村 純〉

コラム

3. うつ病デイケア

はじめに

　慢性のうつ病は遷延化や再発，失業，自殺などの問題が多く手ごわい，というのが精神科医を長年続けてきた者にとって共通の思いではなかろうか。一方で，彼らを院内デイケアに導入しても，治療環境に馴染めず，中断することが多い。

　ほとんどの病院デイケアは，統合失調症を中心にして躁うつ病や神経症圏など多くの精神疾患で構成され，年齢も10代から60代と多世代にまたがっている。その結果として対象や治療手段を絞れず，結局はデイケアが居場所となり，交流を主とした福祉的な場になっているのではないかと思う。

A. うつ病デイケアの試み

　デイケアを病状回復システムとしてとらえ直し，時代の要請であるうつ病を対象として，治療構造を考えた。対象疾患をうつ病に限定することによって，病態や治療，行動様式がほぼ共通するため認知行動療法（Cognitive Behavioral Therapy；以下CBT）における相互学習が深まりやすくなる。ただし，いわゆる双極Ⅱ型障害や，合併症として神経症圏や軽い発達障害・人格障害圏は含めている。これらの者が回復トレーニングのレールに乗れるようにテキストやプログラムを改善しており，テキストは改訂第6版に至っている。

　対象年齢は就労の中核年齢層に限定し，勤労者だけではなく失業者や主婦も含めている。下限を30歳にしたのは思春期葛藤をグループのメインテーマとしては扱わないことを意味する。上限を55歳とすることで，加齢による知的機能の低下した疾患を避ける，という意味もある。このように疾患と年齢を限定することによって治療的意義づけが明確になる。

　うつ病デイケアと命名した根拠は，作業療法とCBTを組み合わせて1クール3ヶ月のデイケアプログラムとしたことによる。対象者はすべて精神科専門医が治療しても良くならない慢性うつ病なので，当初から難治性の患者さんも想定していた。しかし，開始当時の文献ではCBTの適用は寛解・軽度ないし中等度のうつ病とするものがほとんどだった。当センターが導入したミューノッツ（Munoz）のCBTも，翻訳した慈恵医大柏病院精神科では寛解者を対象に再発予防教室として実施していた。私の臨床的経験でも，中等度ないし重度のうつ病者にCBTをトレーニングしても，精神運動制止の強い場合は習得が困難ではないかと思われた。

　そこで発想したのが作業療法を併用した自律神経系の賦活である。そのため作業療法の種目には陶芸や皮工芸，軽スポーツなど楽しめて達成感のある種目を選択した。それによって体力の回復を

図りCBTも実践しやすくする。すなわち，うつ病デイケアにおける作業療法は病状回復の訓練であるから，職場適応訓練として障害者職業センターなどが行っている一定時間内で計算や製造組み立てをするという就労訓練とは位置づけを異にするのである。

CBTの基本的な考え方は，第一に人の対処パターンは気分と思考，行動の3つが密接に関係し合っており，思考を自由に修正し，行動を前向きに変えると自ずから気分は良くなること。第二にストレスの考え方について，借金や離婚，ハラスメントなどの現実に起こったストレスは「外側のストレス」と規定し，それを本人がどう受けとめ，どう考えているかという「内側のストレス」に分けて考える。そして外側のストレスはひとまず棚上げして保留し，内側のストレスである思いや考えを修正する。そうするとストレスは総和として減少し気分が改善する。良好な気分を持続させるには思考の修正がぜひとも必要であり，これがCBTの要となる。

B. うつ病回復のポイント

うつ病回復のポイントは，①気分を把握しコントロールできる，②マイナス思考を自由に修正できる，③対人関係を増やせる，④自己主張ができる，である。これらは4つのホームワークのテーマなので，毎夕食後に30分以内でホームワークを書くことで気分は改善する。几帳面で真面目な人はうつ病になりやすいとよく言われるが，そういう傾向の人は週1回のレッスンを休まないで，ホームワークもきちんと書くので早く回復する。

2009年10月1日現在の終了者（N＝140）の就労転帰を見ると，就業中の者は開始時の23人（16.4％）から79人（56.4％）に増え，求職中を含めると62.8％になる。無職者も開始時31人（22.2％）のうち過半数の16人が就労可能な状態に回復しており，わが国の自殺者の過半数が無職者であることを考えると，その意義は大きいのではないか。

最近，治療的アプローチの難しいうつ病が取りざたされている。確かに軽度の発達障害や人格障害，神経症圏を合併したケースには，それなりの治療的工夫が必要である。CBTの学習を進めて何クールか継続するなかで本来の自己に気づき，「私も最初は普通のうつでした。うつが長引くなかで対人関係が難しくなってしまった」と自己開示する若い女性がおられた。つい最近も，3クール目に中断して，休職期限ギリギリまで追い詰められて，再受講した方がいた。彼女は「外側のストレスを棚上げする」という意味が初めて深く心に入ったと言い，それからは以前のわだかまりに満ちた表情や行動ではなく，元来そうであったと思われる率直な教員の態度と表情を取り戻したのである。

このように新型うつ病と呼ばれる人のなかには，うつ病が長引くことによって社会性の未熟さが露呈して家族や職場などの対人関係が悪化し，そのために形成された新たなネガティブな対人行動が，あたかも人格要素であるかのように受け取られてしまう人が少なからずいるのではないか。そのためにも医療従事者が，うつ病デイケアあるいはCBTを有効な援助手段として修得する意味は大きいのではないかと思う。

〔仲本晴男〕

コラム

4. 難治性うつ病

A. 難治性うつ病とは

　難治性うつ病 refractory depression に関する正確な定義はない。ICD-10 においてはうつ病エピソードの重症度は軽症，中等症，重症とされているのみで DSM-IV-TR においても難治性という定義は登場しない。一般には長期にわたって抑うつ症状が持続し改善しないもの，あるいは改善してもすぐに再発を繰り返すうつ病と理解されているようである。難治性うつ病とは元来薬物療法に反応しないうつ病を示しており，治療抵抗性うつ病（treatment resistant depression）と同義に扱われてきた。Thase と Rush によれば[1]，少なくとも2種類の異なる薬物療法を十分量，相当の期間使用したにもかかわらず治療反応性がみられないものを難治性うつ病（treatment refractory depression：TRD）と定義している。我が国では井上ら[2]が治療抵抗性うつ病を少なくとも2種類の三環系あるいは四環系抗うつ薬による治療を，少なくとも imipramine 150mg 相当で，1種類の抗うつ薬を4週間以上うけて，十分に反応しなかった経過をもつ患者を抗うつ薬に治療抵抗性のうつ病と定義して調査を行っている。そこでは単極性と双極性のうつ病があり，うつ病相の期間は平均3.8年で10年以上うつ病相が持続するものもあり，治療では増強療法や電気けいれん療法（ECT）が有効であったとの報告がある。

B. うつ病の回復

　うつ病の治療目標は精神・身体症状の軽快はもちろんであるが，心理・社会的機能が回復した状態を目指していることに異論はないであろう。従来のうつ病治療においては薬物療法あるいは身体療法である ECT により精神・身体症状が改善すれば心理・社会的機能も回復すると期待されていたが，症状は改善したものの病前の生活に戻ることのできないうつ病事例も少なくない。精神障害で休業する労働者が増加しており，そのうちうつ病が占める割合が高く長期化していると報道されて久しいが，産業精神保健の分野においてうつ病の職場復帰対策が大きな課題になっている。うつ病から回復した労働者の職場復帰にあたり，再発再燃を予防するために2004年には厚生労働省から「心の健康問題により休業した労働者の職場復帰支援の手引き」[3]が発表され，事業場はこの手引きを参考にして復帰プランを作成実施するようになった。このように心理・社会機能の回復を支援する仕組みがあっても，復職に至らない事例や復職しても再度休職をする事例は少なくない。うつ病の心理・社会的機能回復には，医療機関においてリハビリテーションを行うことで，スムーズな職場復帰が可能となるとして，近年リワークプログラムを実施する施設が増えてきているが，このリハビリテーションに参加するうつ病者のなかで上述した復職に至らないものや休職を繰り返

すものが少なくないことが注目されるようになり，このような事例をリハビリテーションの視点から難治性うつ病と呼ぶようになっている。

C. 難治性うつ病の類型

　難治性うつ病はその症状経過から従来型と呼ばれる内因性メランコリー親和性うつ病とは異なっており，非定型うつ病，現代型うつ病，逃避型うつ病，ディスチミア親和型うつ病，未熟型うつ病といった新しいタイプのうつ病との類似性がしばしば議論されるところである。また，気分循環性障害において人格障害やADHDとの併存が指摘されており[4]，双極性スペクトラム障害に含まれる可能性も考慮しなければならない。

　全国のクリニックおよびうつ病リワーク研究会に所属する精神科医に難治性うつ病に関してアンケート調査[5]を行ったところ，ほとんどの精神科医が難治性うつ病と考えられる事例を経験し，症例数も1ヶ月に平均20名で，珍しい病態ではないことがわかった。難治性の判断ポイントは，薬物の効果がない，慢性化・遷延化していることが多く挙がっていた。家庭外の日常生活に支障があるとする意見も多く，そのなかでは家庭内の日常生活には問題はなく，会社に行けないとする指摘も多くあったことから，うつ病で休職が長期になり復職が果たせないものを難治性うつ病と呼ぶことは受け入れられているようである。

　新しいタイプのうつ病との異同について意見は様々であり，いずれか特定の病態と合致する意見はなかったが，双極性障害，環境に対する適応障害，パーソナリティ障害，広汎性発達障害の合併といった点が挙げられていた。

　野村[6]は正しい治療を行っているにもかかわらず回復しない場合を真の難治性うつ病と呼び，病態に関与している要因を，①職場や家庭での極端なストレス状況，②性格要因が大きい，③他の精神障害や慢性的な身体疾患の合併，④いまだ明確にならない生物学的難治（非定型うつ病や双極Ⅱ型障害を含む）と分類してこれらの混在が大半と指摘しており，アンケート調査の結果はこの考えを裏づけている。

文　献

1) Thase ME, Rush J：Treatment-resistant depression. Psychopharmacology, the fourth generation of progress, Raven Press Ltd., New York, 1995.
2) 井上　猛，泉　剛，本間裕士，他：抗うつ薬に治療抵抗性うつ病の実態とその治療戦略．精神経誌　98：329-342, 1996.
3) 厚生労働省：心の健康問題により休業した労働者の職場復帰支援の手引き～職場における心の健康づくり～．http://www.mhlw.go.jp/bunya/roudoukijun/anzeneisei28/
4) Akiskal, HS：The prevalent clinical spectrum of bipolar disorders：beyond DSM-IV. J. clinical psychopharmacolgy16（suppl.）4S-14S, 1996.
5) 社団法人 日本精神保健福祉連盟：平成21年度 難治性うつ事例へのリハビリテーションシステム開発事業 報告書, 2010.
6) 野村総一郎：長期休業者への精神医学的な理解と戦略，難治性うつ病の視点から．産業精神保健　13：212-216, 2005.

〈桂川修一〉

コラム

5. 新型うつ病について

A. 新型うつ病とは

　近年，新型うつ病という言葉が特にマスメディアの中で数多く取り上げられている。それらの中で新型うつ病の特徴は，日常生活や仕事，対人関係などがうまくいかなくなり自責的になるという従来型と違って，周りの環境や他人のせいにする傾向が強いというように述べられている。特に，職場で物事がうまくいかないことを会社や上司のせいにし，仕事のときには抑うつ症状が出現するが，自分の好きなことに関しては全く別人のように元気に楽しむことができることが多いといわれている。
　まとめると，下記のような特徴を持っている。
①主な症状は大うつ病性障害と同じだが，自分にとって好ましい事や都合の良い事があると気分が良くなる（気分の反応性）。
②過食，過眠傾向がある。
③疲労感とともに体の重さがみられる。
④イライラして落ち着かない。
⑤人間関係に過敏で攻撃的になるなど激しい反応をする傾向がある。
⑥他人の顔色を窺い，他人の評価を気にするため，他者の意見で自己評価が左右される。
⑦自己中心的で他人に対する要求が多い性格傾向の人が発症しやすいと言われている。
⑧社会不安（対人恐怖）の傾向がある。
　上記のような特徴がみられ，会社および他者から見ると本人の症状が病気なのか単なる怠けなのかわからなくなり対応に困ってしまうことが容易に予想できる。
　従来のうつ病と異なるものとして今までにも報告がある。1977年には広瀬[1]によって抑制が主体で逃避的色彩の強い抑うつ状態を逃避型抑うつとして報告し，1991年には松波[2,3]らが，抑うつ症状より制止症状が前景に立ち，職場恐怖症的心性を伴う状態を現代型うつ病として報告した。また1995年に阿部[4]は，不安焦燥が優位で自責感に乏しく，依存と攻撃性を併せ持つ未熟型うつ病を，2005年に樽味[5,6]によってうつ状態であることを自ら表明し，規範に閉じ込められることを嫌い，常態的にやる気のなさを訴えてうつ状態を呈する一群をディスチミア親和型と提唱した。
　それぞれの詳しい内容は成書に譲るとして，現在いわれている新型うつ病の特徴は前述の4つのうつ病の特徴も少しずつ合わせもっているように感じる。

B. 新型うつ病の原因と治療

　ではその原因はどうなのか。もともとその人がもっている物事に対しての捉え方といった素質的

なものと，人間関係などの環境的な問題が絡み合うことなどが原因と考えられている。20代，30代に患者が多いことを考えると幼少期からの生活環境や社会習慣の変化などが大きく考え方などに影響を与えているのではないかと考えられる。

　治療は，新型うつ病の場合，抗うつ薬による薬物療法はあまり効果がないといわれている。効果が薄い理由として，恐らく脳内物質の影響よりは，原因でもふれたように考え方の偏りや環境要因などの外的要因から影響を受けやすく，自我が強い反面で，精神的に未熟な部分を持つことから，自分にとって好ましくない状況の場合，回避または逃避的にうつ状態になってしまうからだと考えられる。誰でも自分にとって，好ましくない環境の時はやる気がわかないが，新型うつ病の場合，結局ここを乗り超える力が不足しているということなのかもしれない。事実，私が治療している新型うつ病の患者は，抑うつ的な部分には効果は薄く，不安に対して抗うつ薬を使っている。薬物療法はあくまで補助であって，本人の認知の偏りや自分自身の未熟な部分に気づき，成長を促進させるような精神療法を行っている。時間はかかるがうまくいくと多少のことでは精神的に動揺することは減ってきて社会復帰できるのではないかと考えている。したがって，新型うつ病には薬物療法よりも精神療法が有効だと考えられる。また新型うつ病になった原因が会社などの対人関係などの問題の場合は，環境を思い切って変えることで症状が改善されることも少なくない。

　対応としては，普通のうつ病では，とにかく休息休養をとることが必要であり，励ますと本人が自分自身を追い込んでしまうこともあるが，新型うつ病の場合，少し励ますことがかえって本人のためになる。決まった時間に起きて会社に行くことや，その日の課題をやり遂げさせる。かける言葉はやさしくても，心は厳しく持ちながら本人の気力を奮い立たせるように接することが大切だと思われる。

　今後，うつ病の主流がこのタイプのものになるのかもしれない。しかし，まだ疾患としての独立性や治療法の検討，病理の研究はまだまだ不十分といえる。今後の課題は，それらを確立することが急務であり，治療や予防を考える上でも重要であるといえる。なお，「新型うつ病」という用語が適切かどうかについては議論がある。

文　献

1) 広瀬徹也：「逃避型抑うつ」について．宮本忠雄編，躁うつ病の精神病理2，弘文堂，東京 61-86, 1977.
2) 松波克文，上瀬大樹：現代型うつ病．精神療法，32；308-317, 2006.
3) 松波克文，山下喜弘：社会変動とうつ病．社会精神医学，14；193-200, 1991.
4) 阿部隆明，大塚公一郎，加藤　敏ほか：「未熟型うつ病」の臨床精神病理学的検討―構造力動論（W. Janzarik）からみたうつ病の病前性格と臨床像―．臨床精神病理，16；239-248, 1995.
5) 樽味　伸：現代社会が生む"ディスチミア親和型"．臨床精神医学，34；687-694, 2005.
6) 樽味　伸，神庭重信：うつ病の社会文化的試論―特に「ディスチミア親和型うつ病」について―．日社精医誌，13；129-136, 2005.
7) 神庭重信，樽味　伸，井口博登：現代とうつ病．臨床精神薬理，9；791-795, 2006.
8) 中村　敬：現代的なうつ病像の背景に何があるのか―メランコリー親和型の時代の後に．精神医療，52；33-41, 2008.
9) 高岡　健：総論：メランコリーの彼岸へ―軽症化・混合状態・非定形化．精神医療，52；25-31, 2008.

（髙瀬　真）

コラム

6. 自殺をほのめかしたときの対応

A. 自殺のサイン

　職場では自殺のサインを発していても気づかれないことや，周囲に気づかれながら不介入となってしまうことが少なくない．こうしたことを避けながら職域における自殺対策を推進していくためには，職員が自殺のサインを発した場合，周囲がそれに気づいて対応することが重要であり，日頃から相談しやすい職場体制づくりに努めなければならない．

　自殺念慮は「自殺したい」という考え（思い）であり，自殺の一番重要なサインである．「この世からいなくなりたい」もしくは「明日はもう生きていないだろう」など自殺をほのめかす言動の背景には自殺念慮が存在している．本人が自殺念慮を明確に表明しない場合でも，遺書を書く，自殺の手段となりうるものを手に入れる，現在の自分を除いて今後の計画をたてているなど，客観的に把握される行動も周囲に自殺の危険を伝えている．これに加えて，不適切な飲酒行動や薬物摂取は，本人さえも自覚できない危険性を孕み，計画性のない自殺の発生に結びつくことがあるので注意が必要である．

[**自殺のサインの例**]
自殺念慮の直接的な表明
　　「死にたい」等
自殺念慮の存在を伺わせる言動
　　「この世からいなくなりたい」，「明日はもう生きていない」等
客観的に把握される行動
　　遺書を書く，自殺の手段を入手する，自らを含めない将来の計画をたてる
　　自殺企図，自傷を認める
　　自暴自棄となり危険な行動に及ぶ
　　自殺の手段を調べている
計画性のない行動に結びつく状態
　　アルコール乱用，薬物乱用

B. 自殺のサインに気づいた際の職場対応

　周囲が自殺のサインに気づいたときの対応法は大きく，初期対応，危険度の評価，具体的支援の3者に区分できる．

a. 初期対応

周囲が自殺のサインに気づいた場合，どのように対応したらよいのか戸惑うことも少なくない。

自殺のハイリスク者は必ずしも直接的な援助希求を発せず，「助けてくれなくていい！」，「誰も信じられない！」，「お前に何がわかる？」，「………（無言）」，「死なせてくれ」という表現を用いることがある。そして，援助者は，1) 援助するときに人の目を気にしてしまったり，援助に失敗することを恐れるような聴衆効果や評価懸念，2) 他者の不介入の行動を参考にして緊急度を小さく判断してしまうような多元的無知，そして3)「自分がしなくてもだれかが助けるだろう」と考えてしまう責任分散など，傍観者効果といわれる心理を経験することがある。自殺のサインに気づいた場合には，傍観者から一歩踏み出した対応を行うことが大切である。

初期対応の最初の目標は本人との間に信頼関係を構築することである。そのために，自殺のサインに気づいた場合は「これから自殺のサインを発しているものへ対応をする」という意識を持ち，マインドをセットすることがその後の対応の起点となる。

自殺したいと思っている人間は絶望を感じ，孤立している。そして疲れ果て，自殺しか自分を救える手段はないと考えている。最初の関わり方は，穏やかな口調や態度で接し，温かみのある声掛けを心がけ，腫物にさわるような態度や，拒否的，高圧的，威圧的な雰囲気は本人をさらに追い込むだけであり，避けた方がよい。話を聴くという姿勢を相手に伝えることが支援にとって効果的である。自分が心配していることを相手に伝え，「よければ悩みを話してくれないか」等と伝えて，悩みを話してよいという保証を与える必要がある。仕事や生活など本人の話しやすい話題を導入として，話をすすめていくよう工夫する。

b. 危険度の評価

自殺企図者はその多くが，自殺念慮が出現してから2〜3日以内に自殺企図を実行している。この事実を踏まえ，自殺のサインを認めたものに対しては，直近の1〜2日間という短いスパンで自殺の危険度を評価する必要がある。その際，自殺することを考えているか（自殺念慮），具体的に計画しているか（計画性），どのくらい計画が進行しているか（切迫性），周囲はそばにいてくれるか（サポート体制）などについて確認する。周囲は，自殺念慮を確認すると自殺のリスクをかえって上げてしまうのではないかと恐れる場合も考えられる。しかし，自殺念慮の確認は，自殺したいとまで考えさせるような問題を話題にすることにつながり，問題の所在の確認という意味で重要な役割を担っている。危険度そのものは，当然のことながら，問題解決は自殺しかないという確信が強固なほど高い。また，一般に言われる自殺の危険因子がどのくらい存在しているかを確認しておかなければならない。確認に際しては，調査的な聞き方とならないように努め，自殺の危険性を減じるような支援者の情報についても把握しておく。

c. 具体的支援

1. 傾聴：傾聴は本人の孤独感や絶望感を和らげ，安心感を与える。傾聴では，本人の悩みの背景にある情動や思考様式，行動，状況などが一つの物語として語られることが重要である。傾聴による支援によって，苦悩している本人は自分の考えを整理することができ，肯定的な解決に沿って考えられるようになり，本人の自己肯定感も導くことができる。良し悪しという評価的，批判的態度はとらず，いかなる内容であっても真剣に聴く姿勢を保つことが必要である。

2. **承認**：話をしてくれたことやこれまでの苦労をねぎらい，懸命に生きてきた本人の努力も肯定する。傾聴したうえで承認のメッセージを伝えることで，安堵や安心が得られる場合も多い。支援において忘れないでおきたいプロセスである。
3. **質問**：責めるような侵襲を与える質問は避け，具体的に困っていることを尋ねるような質問を心がける。
4. **問題解決**：本人の抱える問題について，周囲，支援者そして本人自身が現実に解決できそうな側面を取り上げ，問題解決のための導入を行う。何よりも支援者が一緒に考えるという姿勢は，悩みを共有し，孤立を和らげることにつながる。解決のための方向性としては，問題を構成する因子の重要度や難易度，本人のニーズに基づく優先度を比較検討しながら進めていくのがよい。
5. **連携**：問題解決のために必要な社会資源を把握し，関連機関に確実につながるように状況を設定し，資源を活用できるよう調整する。本人のニーズに合わせて直接関連機関に連絡をとり，本人や周囲の状況も踏まえて，実際に相談につながるように支援する。
6. **情報提供と情報共有**：活用できる機関の名称，支援内容，開設時間，担当者，アクセス等，具体的な情報を提供する。

〔大塚耕太郎，酒井明夫〕

コラム

7. 教職員を巡る対応

A. 教職員のメンタルヘルスの現状

近年、学校現場における教員のメンタルヘルスの悪化が様々な場面で指摘されている。文部科学省の調査によれば、平成20年度の教職員の病気休職者は8578名であったが、そのうち、精神性疾患による休職者数は、5400名であり、全体の63％を占めるにいたっている。この10年間で、病気休職者数が2倍弱の増加であるのに比し、精神性疾患による休職者は約3倍に急増しており、教員のメンタルヘルス対策は喫緊の課題とされている。「教師」という職業が生徒の人格の陶冶に直接関わり、また、大学や大学院においても学生にとって教員は、重要な他者、将来のモデルとしての役割も期待されている。教員の社会的役割を鑑みれば、教育現場のメンタルヘルスの悪化は、我が国の将来を考える上でも深刻である。

B. 小・中学校および高等学校の教職員のメンタルヘルス不全の特徴

a. 職業としての特殊性

平成18年度文部科学省委嘱調査「教員意識調査」によれば、教員は、やりがい意識や仕事に対

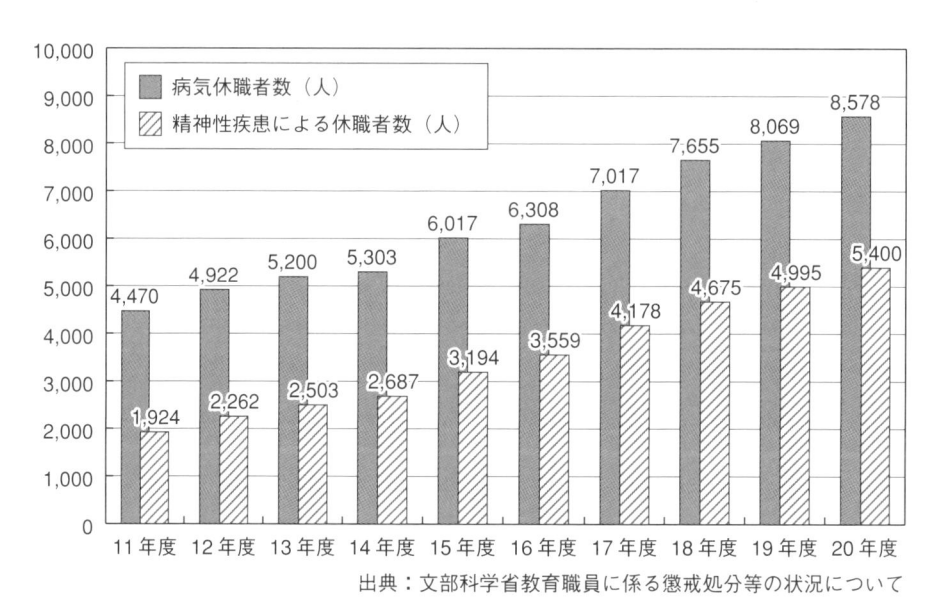

出典：文部科学省教育職員に係る懲戒処分等の状況について

図1　教職員病気休職者における精神性疾患による休職者数の推移

する満足感が，一般企業のサラリーマンと比較して高いことが報告されている．しかし一方，多忙感や，保護者対応などによる情緒的消耗感も有意に高率であるという結果も報告されている．

教員のストレス特性について佐藤学は，「不確実性」「無境界性」の観点から論じ[1]，さらに伊藤美奈子は，「成果の不透明性」を挙げ[2]，他の職種とは異なった問題に直面しやすいと指摘している．

「不確実性」とは，教育の対象（生徒や学生）が変われば，同じ専門的技能を用いても，同様の結果が得られないという，対人援助職に特徴的な性質である．特に教職においては，生徒や保護者の状況に合わせて指導方法を臨機応変に調節する柔軟性が必要であり，高い人間関係能力が要求されている．

また「無境界性」とは，教師の仕事の範囲や責任領域が際限なく拡張されていく性質のことである[3]．教職が，人間の感情を常に相手にする感情労働であるという側面と相まって，「ここまですれば十分だ」という仕事の境界が不明瞭となり，教員の情緒的消耗感を増大させていると推測される．

さらに「成果の不透明性」については，教育という未来志向型の職種上，現時点での客観的で公正な評価は困難である．教育の真の成果は，20年から30年後に表出されるものであり，その時点での，瞬間的で見栄えの良い結果を出すことだけではない，という見解もあるだろう．パフォーマンスだけではない，日々の地道な教育活動を，どのようにまた，何を基準として評価していくのか，教員のメンタルヘルスを考える上で，今後の重要な課題となるであろう．

b. 外的要因

教員のメンタルヘルス不全の急増には，教育現場を取り巻く外的要因の変容が関与していると考えられる．少子化に伴う人員整理は，教員の物理的な仕事量を増加させている．若杉弘子らの研究においても，教員のストレス経験尺度の因子分析の結果，「事務処理や雑用が多い」「教材研究の時間が取れない」は，多忙感の因子負荷量が高く，経験頻度，嫌悪度ともに，高い割合を示している[4]．

また，教育に対する社会のニーズの多様化により，様々な研修，地域住民との交流，持ち物検査，行儀作法やしつけにいたるまで，学校での対応が期待されるようになってきている．多くの教員は，役割過剰感と共に，本来業務に集中できないことによる役割不充足感も同時に感じていると推測される[5]．今後は，教員が中核的職務に専念できるためのシステム作りが重要になってくるであろう．

さらに，保護者の高学歴化や権利意識の高まりなどにより，保護者対応も一層困難となってきている．教員養成課程や，教員採用時の初期研修，および採用後の定期的研修において，教員のコミュニケーション能力をいかに高めていくか，今後の課題と考えられる．

c. 内的要因

教員のメンタルヘルス不全について，内的要因としてまず挙げられるのは，教員を志す集団の個人特性についてである．伊藤美奈子は，バーンアウトとパーソナリティ特性について，先行研究に言及し[2]，バーンアウトしやすい人の特徴として，ひたむきで自己関与の高い人[6]，完璧主義傾向の人[7]，理想主義的熱情の持ち主[8]などを挙げている．これらはいずれも教員を志す集団の持つ特性とも重複していると考えられる．また，「献身的な教師像」などの社会的要請とも合致しており，教員が本来的にバーンアウトしやすい職種であることが窺える．

教員のストレスコーピングの特徴については，「じっと耐える」傾向や，同僚や管理職に相談をためらう傾向が指摘されている[9]．また，内的要因として，教員の過剰適応の傾向や常識や正義感

の幅の狭さが挙げられている[10]。これらの背景には，「教師は他者に頼ってはいけない」，「失敗してはならない」，「弱音を吐くのは無能者である」，「いつも精神的に健康でなければならない」などの失敗恐怖や万能願望を伴った，狭小な規範意識や教員特有のビリーフに縛られている可能性が考えられる。さらに，長年，社会によって形成されてきた画一的な教師像の枠組みに過剰に応えようとして，教員自らの生き辛さを，一層，増幅させている場合も考えられる。

C. 大学教員および研究職員のメンタルヘルス不全の特徴

大学や研究所においても，運営交付金の削減や合理化などにより，物理的な仕事量は増加している。近年，大学の高校化も指摘されており，学生や保護者対応も含め，大学教員の量的な多忙感は，確実に増大していると考えられる。

一方，阪上優らは，研究者においては，他職種と比較して，質的労働負荷が顕著であり，加えて，質的労働負荷と身体的ストレス反応の関連性，および量的労働負荷と心理的ストレス反応の関連性が認められることも指摘している[11]。今後，国際競争のさらなる激化や，競争的研究資金の比率の増大，定年制ポストから任期制ポストへのシフトなどが予測される。事務的作業の増加と共に，短期間で目に見える成果が求められるなど，大学教員や研究者を取り巻く環境はますます厳しくなってきている。今後，大学教員や研究者のメンタルヘルスについて，早急な対応が望まれる。

D. 教職員のメンタルヘルスケア

メンタルヘルス不全の対処の方法としては，一般の職業性ストレスに対するケアの内容と同様に，一次予防（一般職や管理職への教育や研修），二次予防（ストレス反応の段階で管理職や産業保健スタッフが行う支援），三次予防（心の健康障害の再発防止のための疾病管理と職場復帰支援）に沿って，システムを構築していくことが望ましい。現在，メンタルヘルスケアの取り組みについては，都道府県間の格差が著しい状態であるが，全国的に見れば未だ端緒についたばかりである。

さらに，メンタルヘルスケアの内容は，教員を取り巻く社会的背景や職業としての特殊性にも充分に配慮するべきである。例えば，男性教員は女性教員に比較して被援助志向性が低く，自尊感情が高く，自分自身が要請しないサポートをネガティヴに受け止めてしまうことが示唆されている[2]。加えて，男性教員は道具的なサポートを望む傾向があるのに対して，女性教員は，受容や共感などの情緒的サポートをポジティヴに評価する可能性も示唆されている[2]。

また，教員が最も高率にストレスに感じている「多忙」の問題に関しては，教員が本来業務に集中できるシステム作りと共に，過剰適応傾向など，教員の内面的なアプローチも重要であると考えられる。加えて，バーンアウト度が重度群の教員は，自らが理想とする教師像を持たない傾向も指摘されており[10]，採用後の研修サポートシステムの工夫が必要であると考えられる。

さらに関係者間において，学校は教育現場の最前線であると同時に職場でもある，という認識を再度確認し合うことも重要である。教育の現場では，ともすれば建前が先行しすぎる傾向が懸念される。職業性ストレスに対して，教員がメンタルヘルスを保つためには，本音と感情が安心して表出し合える場が必要であることは言うまでもない。お互いの気持ちや考えを伝え，交流する体験型研修を積み重ねたり，教員特有のビリーフについて意見交換し合い，相互の気付きを促すなどの方

策も有効であろう。

E. 最後に

本来，教職ほど生きがいのある仕事は数少ない。諸富祥彦によると，多くの教員のキャリアアンカーの一つは，「生きがいがあること」であり，その中身としては，「子供たちとのふれあい」，「学級経営の達成感」，「授業の達成感」などであることを報告している[12]。

我が国においては，今後一層，教員を取り巻く環境は厳しくなるものと予想される。このような状況下で，教員のメンタルヘルスを守っていくためには，教育の本質的な営みである未来志向性や創造性を尊重し，教員が中核的な仕事に専念できるよう，重層的なサポート体制を構築することが，肝要と考えられる。

文　献

1) 佐藤　学：教師文化の構造　日本の教師文化. 東京大学出版会, 1994.
2) 伊藤美奈子：教師のバーンアウト傾向を規定する諸要因に関する探索的研究. 教育心理学研究, 48; 12-20, 2000.
3) 田上不二夫, 山本淳子, 田中輝美：教師のメンタルヘルスに関する研究とその課題. The Annual Report of Educational Psychology in Japan, 43; 135-144, 2004.
4) 若杉弘子, 伊藤佳代子：小・中学校教員のストレス経験. Bulletin Nara University Education, 53; 55-62, 2004.
5) 松本良夫, 河上婦志子：中学校教員の役割パターンと不適応. 東京学芸大学紀要1部門, 37; 135-148, 1986.
6) Freudenberger, H. J.：Stuff burnout. Journal of Social Issues, 30; 159-165, 1974.
7) Larson, C.C., Gilbertson, D.L., Powell, J. A.：Therapist burnout：Perspectives on a critical issue. Social Casework, 59; 563-565, 1978.
8) Bramhall, M., Ezell, S.：How burned out are you? Public Welfare, 39; 23-27, 1981.
9) 石川正典, 中野明徳：教師のストレスとサポート体制に関する研究. 福島大学教育実践研究紀要, 40; 17-24, 2001.
10) 牧由美子：教職員のメンタルヘルス. 公立学校共済組合　相談室だより, 2-5, 2009.
11) Yu Sakagami, Masahiko Ando, Takashi Kawamura,：Association of job-related stress factors with stress reactions among male researchers at a Japanese academic institution. Stress Science Research, 26; 61-67, 2011.
12) 諸富祥彦：教師の悩みとメンタルヘルス. 図書文化, 東京, 2009.

〔阪上　優〕

コラム

8. 部下に対してのパワーハラスメント

A. パワーハラスメントとは

　職場のいじめ・嫌がらせを意味するパワーハラスメントは2001年から使用され始めた私製英語であり,「職権などのパワーを背景にして,本来の業務の範疇を超えて継続的に人格と尊厳を侵害する言動を行い,就業者の働く権利を悪化させ,あるいは雇用不安を与えること(岡田康子氏:クレオ・シーキューブ代表)」として日常的に使用されるようになり,その相談事例数も増加しているが,未だ法律上の概念としては確立するに至っていない[1]。パワーハラスメントの種類としては,言葉によるもの,態度や行為によるもの,権力によるものなどがあり,具体的には,執拗にミスを追及する,残業を強要する,飲み会への参加や飲酒を強要する,などが含まれる。

B. パワーハラスメントを取巻く状況

　このようなパワーハラスメントが増えている原因として,成果主義の導入などの社会変化,不景気などの経済変化,情報化社会到来による対人交流の希薄化を含む文化的変化など,多くの因子が複雑に関与しているものと考えられる。医療従事者においても,高齢化社会の到来など医療環境の変化,医療技術や機器の進歩,国民医療費の削減政策,診療現場のIT化,医療訴訟の増加,役割の多様化と非正規職員の増加などの急激な変化が訪れている。そのため病院経営者や管理監督者に経済的,心理的余裕が無くなり,個人への業務の集中や,心理的サポートの減少が生じている。その中で管理監督者が意図せずに,場合によっては意図的に表した様々な言葉や業務命令を労働者が嫌がらせやいじめであると判断すれば問題として表面化する場合があり,社会状況のために仕方が無いと我慢するあるいは管理監督者とのトラブルや解雇を恐れる場合などは表面化されない。表面化しない期間に労働者がうつ病などの精神疾患を発症し,最悪の場合は自殺に追い込まれ,後日裁判になる場合がある。

C. 具体的裁判例とパワーハラスメントの判断指針

　職場上司等のいじめ,嫌がらせによって労働者が精神障害を発症した場合の職場の責任としては,民法に基づく損害賠償請求と,労働基準法に基づく災害補償責任が問題になる[1]。具体的なパワーハラスメント裁判例として2007年判決の「静岡労基署長うつ病自殺事件」がある。このなかで,パワーハラスメントによる精神障害の発症が労災に該当するかどうかは,1999年9月策定の「心理的負荷による精神障害に係る業務上外の判断指針」に基づいて判断されることが述べられている[2]。

この判断指針は仕事や個人に関する様々な心理的負荷を強度Ⅰ（軽い）から強度Ⅲ（強い）に分類しているが，2009年4月6日に一部改訂され，「ひどい嫌がらせ，いじめ，又は暴行を受けた」は強度Ⅲ，「複数名で担当していた業務を1人で担当するようになった」「顧客や取引先から無理な注文を受けた」「達成困難なノルマが課された」は強度Ⅱとして新たに追加されている[3]。

D. 職場や個人の対策

　パワーハラスメントが生じると，労働者の就労意欲に悪影響を与え，労働生産性は低下し，職場全体のメンタルヘルスにも悪影響を与える。パワーハラスメントの無い健康な職場環境作りには，管理監督者が労働安全衛生法などの法令を理解し，職場の安全や環境への配慮を心がける必要がある。また，パワーハラスメントに対する相談窓口の設置，社内研修の実施，ポスターの掲示などを広く継続して行うことが望まれる。またもしも自分がその被害者に該当すると思われた場合には，まず自身の安全・安心と健康の確保を行い，証拠を確保し，相談窓口に相談し，損害賠償，労働災害の申請を含め公然化することが大切である。

文　献

1) 山田長伸：職場におけるハラスメント（パワー・セクシャル等）をめぐる法的諸問題．産業精神保健 16巻増刊号 P33-34, 2008.
2) 裁判所　労働事件裁判例　平成18（行ウ）143　遺族補償給付不支給処分取消請求事件（通称　静岡労基署長遺族補償不支給処分取消）http://www.courts.go.jp/hanrei/pdf/20090707150710.pdf
3) 厚生労働省　「精神障害等の労災認定について」http://www.mhlw.go.jp/new-info/kobetu/roudou/gyousei/rousai/dl/040325-15.pdf

〈井上幸紀〉

コラム

9. 認知療法・認知行動療法

A. 認知療法・認知行動療法とは

　認知療法・認知行動療法とは，人間の情緒が認知のあり方（ものの受け取り方や考え方）の影響を強く受けることに注目して，辛い気持ちになったときの認知に働きかけて気分を改善し，問題解決を手助けする精神療法である。

　認知療法・認知行動療法は，2010年4月の診療報酬改定で保険点数化されたこともあってとくに関心が高まっている。これは，うつ病に対する精神療法として開発されたが，その後，神経症性障害，ストレス関連障害，精神病性障害，さらにはコンサルテーション・リエゾン領域など，適用範囲は広がってきている。

　産業場面では，復職支援プログラムの一環として集団認知行動療法を活用する施設が増えている。また，社員のメンタルヘルス向上プログラムに導入し，基本的な考え方を集団で講義をした後に，メールやサイトを利用して個別に認知の修正や問題解決を手助けして成果を上げている企業もある。

B. 認知療法・認知行動療法の実際

　認知療法・認知行動療法は，私たちが日常的に，半ば自動的に行っている主観的判断に注目する。私たちは，自分が置かれている状況を絶えず主観的に判断し続けており，通常は適応的な心理的働きである。しかし，強いストレスを受けているときやうつ状態に陥っているときなど，特別な状況下ではそうした認知に歪みが生じてくる。その結果，抑うつ感や不安感が強まり，非適応的な行動が強まり，さらに認知の歪みが引き起こされるようになる。

　そこで，認知行動療法では，気持ちが大きく動揺したり辛くなったりしたときに患者の頭に浮かんでいた考え（自動思考）に目を向けて，現実に目を向けながら思考のバランスをとっていく。それによって患者の非機能的な認知が修正できてうつや不安が軽減し，問題解決が可能になっていく。こうした作業は，面接場面はもちろん，ホームワークを用いて日常生活のなかで行っていくようにする。

　治療を進めるに当たっては，患者を暖かく受け入れると同時に，患者の考えや思いこみを治療者と患者が一緒になって「科学者」のように検証していく協同的経験主義と呼ばれる関係が重要である。そのときに治療者は，患者が自分の意見を表現しやすい雰囲気を作り出しながら，患者が自分で答えを見つけだしていけるようなソクラテス的質問と呼ばれる質問技法を用いて会話を進めていくようにする。

　認知行動療法の治療の流れは次のようになる。(1) 症例の概念化：患者を一人の人間として全

体的に理解しながら問題点を洗い出して治療方針を立てる．(2) 認知の修正：①認知再構成（思考記録表を用いて，自動思考とそれを裏づける事実，反対の事実を元に，より適応的でバランスのとれた考え方を身につけていく），②行動活性化（日常活動記録表を用いて，より達成感のある活動や楽しめる活動を増やしていく），③問題解決（問題解決技法を用いる），など様々な技法を用いる．(3) より心の深層にあるスキーマへの気づきを促し，スキーマへの挑戦を手助けする．(4) 治療終結の準備を行う．こうした治療プロセスの詳細な内容は，厚生労働省ホームページの「こころの健康」[1]に掲載されているのでを参照していただきたい．

C. おわりに：ウェブを使った認知療法・認知行動療法

社員のメンタルヘルスの向上には認知療法活用サイト（うつ・不安ネット[2]）も役に立つ．その内容は以下のようなものである．①「簡易抑うつ症状尺度 QIDS-J」を使ってサイト上でうつ度のチェックができる．②認知再構成のためのコラムに困った状況，その時の感情，自動思考，自動思考の根拠と反証を書き込むと，適応的思考の案が自動返信されてきてバランスの良い考え方をする手助けをする．③「こころ日記」を使って自分の心に目を向けながら毎日の生活を整理したり，「こころ温度」や「こころの天気図」を使って生活の立て直しをする．④問題解決の技法を用いて効果的で実行可能な解決策を考えることができる．⑤うつ病や不安障害，認知療法のスキルやリラックス法が紹介されている，といったものがある．

文　献

1）厚生労働省「心の健康」http://www.mhlw.go.jp/bunya/shougaihoken/kokoro/
2）うつ・不安ネット　http://www.cbtjp.net

（大野　裕）

コラム

10. EAP 活動

A. EAP とは

　EAP は，employee assistance program の略で，日本では従業員支援プログラムと訳されている。支援の主な内容は職場のメンタルヘルスに関することであるが，それだけではなく家庭的問題，経済的問題，法律的問題なども含まれる。もともと EAP が発展した米国では，従業員の健康管理・維持という疾病性の観点ではなく，業務遂行能力が低下して生産性が悪くなっている状態を予防・改善するというもっぱら事例性の観点で雇用者サイドに立ったものである。企業や健康保険組合が EAP と契約する形態のため，実際は employee（従業員）でなく employer（雇用者）の支援になるのである。こういった米国型（パフォーマンス型）EAP に対し，日本では「産業保健を基盤とし，職場との連携を重視する」産業保健型（医療併設型）EAP が受け入れられやすい。EAP の利用者（クライエント）は，従業員自身のみならず，上司や同僚，人事労務担当者，産業保健スタッフ（産業医，産業看護職），家族など従業員を取り巻くあらゆる人々が含まれる。
　EAP には，事業場内に EAP サービスを行う専門職（心理職など）を置く「内部 EAP」と，事業場が外部の EAP 機関に外部委託を行う「外部 EAP」がある。

a. 内部 EAP

　事業場内の専門職が従業員や上司，人事担当者からの相談，さらに産業医，産業看護職などからの依頼を受けて，問題の評価，助言を行う。必要に応じて外部の医療機関・相談機関を紹介する。

b. 外部 EAP

　EAP サービスを行う事業場外の独立した機関であり，事業場からの業務委託を受け，利用者のニーズに応えてメンタルヘルスケアを行う。契約を締結する主体としては，事業者，健康保険組合，労働組合，あるいは同業種の団体，同一地域の中小企業団体などである。厚生労働省の定めた「事業場における労働者の心の健康づくりのための指針」で示されている「4つのケア」のうち，第4のケア（事業場外資源によるケア）にあたる。単に「EAP」と呼ぶときはこの外部 EAP をさすのが一般的である。

B. EAP の活動内容

a. 問題のアセスメントと必要に応じた専門機関への紹介

　メール，電話，対面などの相談ツールを通してクライエントの訴えを聞き，問題のアセスメント

を行い，適切な支援プランを作成する。また，必要な場合には問題解決に適した手段や制度の利用を勧め，適切な援助を行う専門機関・社会資源の紹介を行う。

b. 危機介入

クライエントが直面する危機に対して，適切かつ機敏な介入を行う。リストラや自殺・災害時などの組織的な危機的状態の際にも介入を行い，心のケアプログラムを提供する。

c. 短期問題解決型カウンセリングの提供

テーマを絞り短期間で問題を解決する目的のカウンセリングを行う。長期にわたるカウンセリングが必要な場合には専門機関を紹介する。

d. モニタリングやフォローアップ

クライエントに対し適切なフォローアップを行うと同時にその状態についてのモニタリングを行う。

e. 管理監督者など組織のリーダーに対するトレーニング

EAP サービスの目的や方法について周知徹底し，組織のリーダーがそれぞれの役割を理解するためのトレーニングを行う。

f. 管理監督者など組織のリーダーへのコンサルテーション

業務遂行上の問題，行動面または医療上の問題を抱える従業員に関しての相談を受け，組織のリーダーに対する専門的コンサルテーションを行う。

g. 組織に関するコンサルティング，フィードバック

従業員の心身の健康に強い影響を与える可能性のある職場関連の問題について相談に応じ，適切なアドバイスを行う。EAP プログラムを行う中で蓄積された利用件数や，相談内容のデータの分析を行い，個人が特定されない形で組織的な問題の傾向を明らかにするとともに，その改善に向けての提言を行う。

h. プログラムの推進と啓発

従業員，その家族および管理監督者などが，EAP プログラムを抵抗なく利用できるような雰囲気を醸成するために，組織の風土・歴史なども視野に入れた広報活動を行う。

C. EAP 選定・活用のポイント

職場のメンタルヘルスに携わっている医療従事者は，事業場から EAP 導入についての意見を求められることがあるかもしれない。まずは上記の活動内容をきちんと行える EAP 機関かどうかを慎重に検討すべきである。特に，危機介入についてはリスクアセスメントが非常に重要となるので，専門家のいない EAP 機関では適切な対応ができないおそれがある。また，産業保健スタッフが職場のメンタルヘルス活動を適切に主導し，日ごろから経営層や人事担当者にメンタルヘルスに関す

る正しい理解を持つよう働きかける必要がある。EAP機関にすべてを丸投げするのではなく，事業者側とEAP側の双方に連携の窓口を置いて定期的に連絡会などを行い，要望や疑問点を話し合えるようにしたい。また，そのような意見交換が可能なEAP機関を選定すべきである。

（吉村靖司）

コラム

11. 労働安全衛生法と人事院規則

A. 産業医と健康管理医との関係について

　この項では，労働安全衛生法（以下，安衛法）と人事院規則について，主に産業医と健康管理医の関係を記載する。

　産業医は，安衛法に規定されており，事業所において，労働者の健康管理等を行うこととなっている。また，必要があるときには，事業者に対して，労働者の健康管理等について必要な勧告をすることができる。そして，事業者は，勧告を受けたときは，これを尊重しなければならないこととなっている。

　一方，健康管理医は，人事院規則に規定されており，指導区分の決定又は変更等，健康管理の指導を行うこととなっている。

　産業医，健康管理医ともに職員の健康管理のために重要な役割を果たす。近年，心の健康の不調により，長期休業する方が増えているため，特に，その重要性は高まっているといえる。

B. 両者の具体的な役割

　産業医は，①健康診断及び面接指導等の実施及びこれらの結果に基づく労働者の健康を保持するための措置に関すること，②作業環境の維持管理に関すること，③作業の管理に関すること，④前3号に掲げるもののほか，労働者の健康管理に関すること，⑤健康教育，健康相談その他等労働者の健康の保持増進を図るための措置に関すること，⑥衛生教育に関すること，⑦労働者の健康障害の原因の調査及び再発防止のための措置に関すること，を行う。

　健康管理医は，①健康診断又は面接指導の実施についての指導，②健康管理の記録の作成についての指導，③健康教育その他職員の健康の保持増進を図るための措置についての指導，④職員の健康障害の原因の調査及び再発防止措置についての指導，⑤前4号に掲げるもののほか，職員の健康管理に関する業務で医学に関する専門的知識を必要とするもの，を行う。

(1) 産業医については，以上のほか，総括安全衛生管理者に対して勧告し，又は衛生管理者に対して指導，助言することができるとなっている。

　また，産業医は少なくとも毎月1回作業場を巡視し，作業方法，衛生状態に有害のおそれがあるときは，直ちに，労働者の健康障害を防止するため必要な措置を講じなければならないこととなっている。

(2) 前述のとおり，産業医，健康管理医ともに，職員の健康管理のために重要な役割を果たしている。特に，心の健康の不調により長期休業する方が増えている状況においては，その重要性はます

ます高まっているといえる。

　この場合，産業医が，直接職員の健康を管理することも重要であるが，（総括安全）衛生管理者・健康管理者と主治医との間の連携を円滑にする役割も求められている。特に，長期病休者の職場復帰に係る主治医とのコミュニケーションにおいては，産業医，健康管理医が積極的に関与し，長期病休者の健康状態を的確に把握し，職場に復帰させるためには具体的にどのようなステップを踏む必要があるのか，の判断をすることが求められる。具体的には，例えば，いわゆるリワーク施設があることを教えたり，職場に週何日，何時間の出勤訓練をするのかを教えたりするなど，（総括安全）衛生管理者・健康管理者に対する専門的な指導，助言を行うことが産業医，健康管理医にとって重要と考えられる。

(3) 保健師

　安衛法においては，保健師は健康診断の結果，特に健康の保持に努める必要があると認める労働者に対し，医師又は保健師による保健指導を行うように努めなければならないと規定されている。

　一方，規則においては，健康診断の結果，異常の所見があると診断された場合には，医師又は保健師の面接による保健指導を行うものとすると規定されている。

　以上のように，保健師は，保健指導について，重要な役割を担っているものといえる。

(冨澤一郎)

III. 職場のメンタルヘルスの現状

1. 労働者の健康度（精神状態）

はじめに

　相変わらず当面の世界経済は不透明さを増すばかりで，当然わが国にも多大なる影響が及んでいる。現に派遣労働者の契約終了・解除といった事態も続いており，正規労働者にとっても労働環境の大きな変貌が引き起こされる予想は難しくない。労働者にとっては不安要因がますます増える傾向にある。このように時代の流れや景気の変動に，労働者の精神健康度は揺り動かされる。本稿では現状としての労働者の精神的な健康度について述べたい。

A. 労働者健康状況調査の結果からみた労働者のストレスに関する現状

　この調査は，厚生労働省がおおよそ5年毎に行っている大規模な調査であるが，労働者の健康状況，健康管理対策の推進状況，職業性疾病の発生状況等に伴う健康への影響等を把握し，自主的な健康管理の推進，職業性疾病の予防対策の推進など，労働衛生行政運営の推進のための基礎資料とすることを目的としている。

　調査の対象は，日本全国の日本標準産業分類に基づく産業で常用労働者を10人以上雇用する民営事業所である。実際にはその中から抽出した約14,000事業所に対して行った《事業所調査》とそれらの事業所に雇用されている労働者から抽出した18,000人に対して行った《労働者調査》で構成される。ここでは，2007年の《労働者調査》の結果のうち職場のストレスに関するものを抜粋し紹介する。

《労働者調査》：精神的ストレス等の状況
①仕事，職業生活に関する強い不安，悩み，ストレスがある労働者は，最近では6割近くを推移している（図1）。
②具体的なストレス等の内容（図2）。「仕事の量」「仕事の質」「職場の人間関係」は毎回この調査で上位に登場する。職場のストレスの現状を知る上で「職場のストレス3大要因」と考えられる。メンタルヘルス対策を具体的に推進する際のポイント（教育など）とも考えられる。
③自分の仕事や職業生活での不安，悩み，ストレスについて「相談できる人がいる」とする労働者は89.7％と高率であった。
④具体的な相談相手では家族，友人が一番多く，また職場の上司や同僚の存在も大きいことがわかる（図3）。産業保健スタッフへの相談は多くはないが，まずは身近な存在から相談し解決に向かうケースも多いためと思われる。そのためメンタルヘルス対策を展開していく上で管理者への

(%)

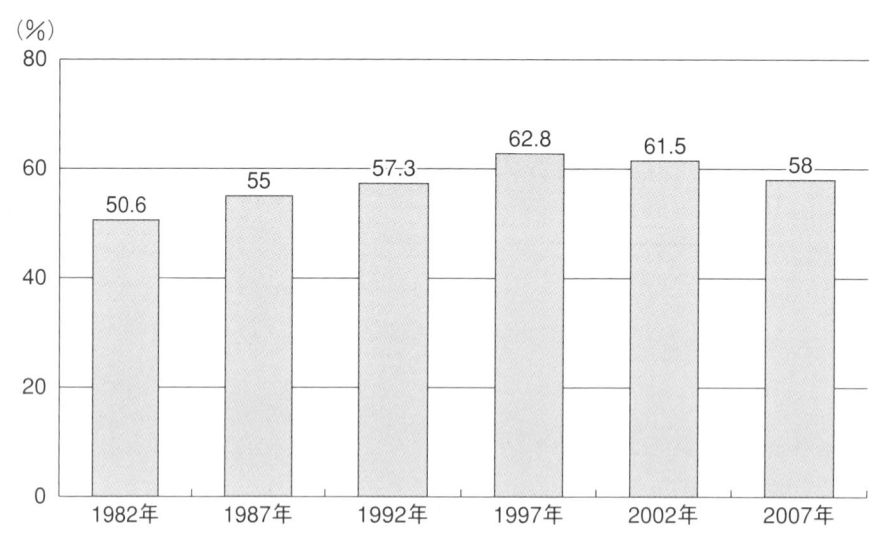

図1 職業生活に関して「強い不安,悩み,ストレスがある」労働者の推移
(資料:2007年労働者健康状況調査)

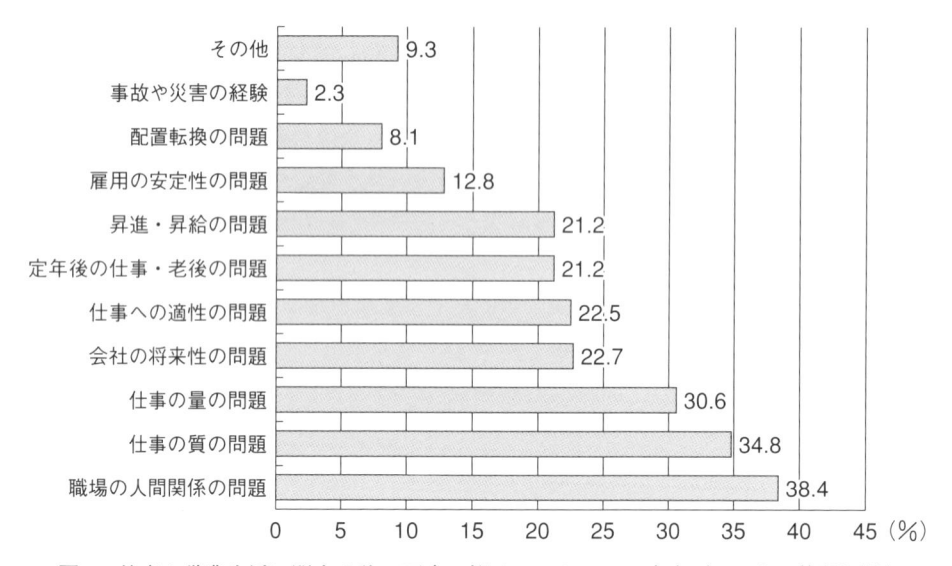

- その他 9.3
- 事故や災害の経験 2.3
- 配置転換の問題 8.1
- 雇用の安定性の問題 12.8
- 昇進・昇給の問題 21.2
- 定年後の仕事・老後の問題 21.2
- 仕事への適性の問題 22.5
- 会社の将来性の問題 22.7
- 仕事の量の問題 30.6
- 仕事の質の問題 34.8
- 職場の人間関係の問題 38.4

図2 仕事や職業生活に関する強い不安,悩み,ストレスの内容(3つまで複数回答)
(資料:2007年労働者健康状況調査)

メンタルヘルス教育が有効と考えられる。また家族が労働者のメンタルヘルス不調に気がついた場合の相談方法についても,あらかじめ設定することも重要と思われる。

B. 職場での立場の違いによる現状

産業構造や企業のあり方の変換が起こり,M&A(企業の合併と吸収)を含む組織再編が様々な業種で頻繁に行われてきた。選択と集中,業務のアウトソーシング化など,職場での立場の違い

相談相手	%
その他	2.9
衛生管理者または衛生推進者等	0.8
カウンセラー等	1.5
保健師または看護師	2.1
産業医以外の医師	2.7
産業医	3.3
上司・同僚	65.5
家族・友人	85.6

図3 相談できる人の種類（複数回答）
（資料：2007年労働者健康状況調査）

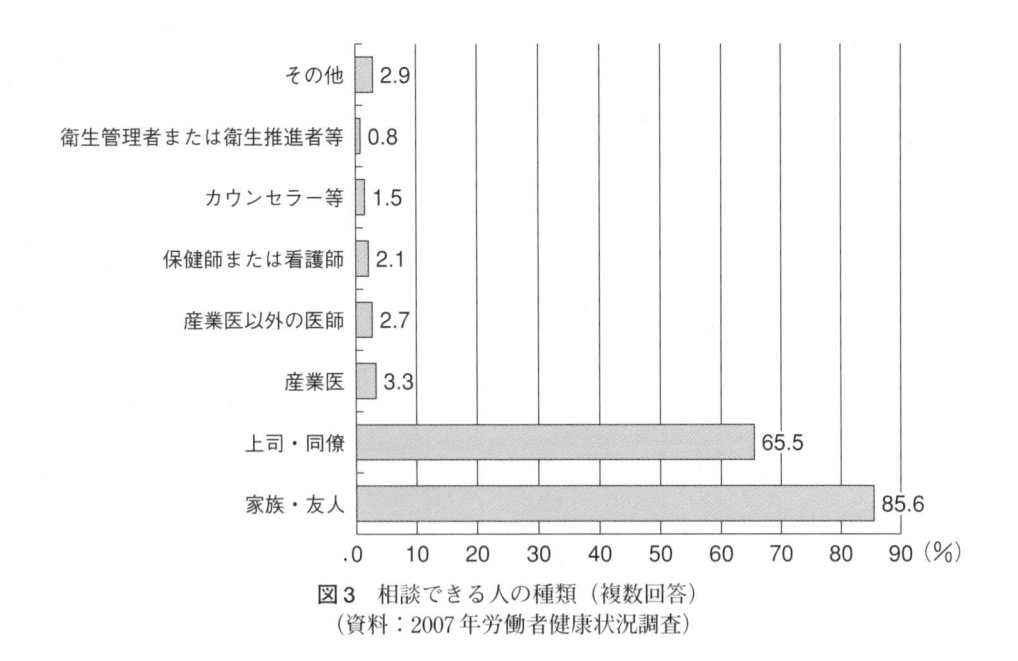

により様々なストレス要因が加わってきていると思われる。立場の違いによる現状を簡潔に以下にまとめる。

a. 一般従業員

アウトソーシング化により，派遣社員などが入り込むことにより，正規社員は減少し，より高度な技術と責任を求められるようになっている。情報化，適応力，スピードといった厳しい環境のなか，リストラからの生き残りをかけて管理監督者の評価や顔色をうかがったり，内部競争に注意が向いたり，結果的に閉鎖的になることによりコミュニケーション不足が顕著となりうる状況もあると思われる。

b. 管理監督者

収支の厳しい状況を共有し対策を施す責任は，以前に増して重くなっていると思われる。少ない人員の体制で管轄の業務量をこなす関係上，多くの管理監督者はプレイングマネージャーとして稼働する必要がある。当然管理者である限り，業務をこなしているだけでは役割を担っていない。業績の伸びない部下に対しては相応の評価も与えなければならない。そこに心の健康問題が加われば「心温かく支援しながら冷静な評価もせよ」という非常に難しい立場をこなさなければならない。心理学的には，母性原理と父性原理を融合させた非常に難しい対応が求められている。

c. 経営者

経営者は孤独であるといわれる。資金繰りや渉外など，会社存続のために日々強烈なプレッシャーを受け，知らず知らずのうちにストレスを溜め込んでいる経営者は非常に多いと思われる。実際経営者の自殺は少なくなく，とりわけ中小企業の経営者の自殺は増えているといわれる。周囲には弱みを見せられないという思いも強く，精神科への早期受診も困難である。周囲の部下からは受診

を勧めにくく，家族の存在が重要と思われる．

d. 非正規労働者

　一般に業務の範囲が明確であるがゆえ，出来不出来の評価が明確にされやすく，また企業の経営状況によって「派遣切り」などといわれるリスクに怯えて過ごしている労働者も少なくないだろう．メンタルヘルス不調となった場合，その健康管理責任は派遣元となるが，療養後に同じ派遣先に戻れるかの保証は難しい現状がある．正規社員ほど早期対処としての短期療養という対処は難しいため，受診をしても投薬を受けながら多少無理をして就労を継続し，その結果重症化してしまうことも珍しくない．これらの防止には派遣元，派遣先の産業保健スタッフの協力体制が必要である．

おわりに

　様々な立場からの現状を述べたが，健診時の問診などに「職業性ストレス簡易調査票」などを用いて労働者の健康度を把握する方法がある．当然事後措置は必要となるが，結果は個人向け，職場間比較など活用の仕方により産業精神保健の展開が可能と思われる．

〈高野知樹〉

2. 産業精神保健の動向

A. 精神保健の略史

　精神保健学や精神医学における精神保健に専従で携わっている専門家の数は少なく，筆者の経験も限られているので，各種の文献等によって過去の精神科および精神保健に関わる出来事についてまとめることとし，現在の状況にいたる流れを理解することが容易になるような前提としてそれぞれの略史をまず記載したい。

　公式の年表によれば，1874 年（明治 7 年）に旧文部省が徴毒院，癲狂院等の各種の病院建設の通知を医制（76 条）として通知した。同年に東京衛戍病院に精神科病室を設置した。翌年に日本最初の京都癲狂院ができた。その後，帝国大学医科大学（現在の東京大学医学部）において，初代精神病学教室教授の榊淑氏が日本人として初めて精神医学の講義を行った。1891 年（明治 24 年）には石井亮一氏によって知的障害教育施設ができた。1895 年には，Freud が精神分析理論を提唱し，同時期に Kraepelin が精神病学を完成させていた。1900 年（明治 33 年）に精神病者監護法が公布された。1902 年（明治 35 年）に日本神経学会（現在の日本精神神経学会）が創立された。1906 年（明治 39 年）には，東京府巣鴨病院に患者の作業室を新築し，農業，園芸等を行った。同年に，秋元波留夫氏が誕生した。1919 年（大正 8 年）には，精神病院法が公布され，私立精神病院の府県立病院の代用の適否を調査した。

　1943 年（昭和 18 年）には，精神医学研究所が設立され，翌年には，国府台病院が精神衛生センターとして発足し，ソーシャルワーカーが配置された。1950 年（昭和 25 年）には精神衛生法が公布された。1951 年（昭和 26 年）には，現在の精神衛生会が発足し，精神衛生普及会が発足した。この会においては，労働者の精神衛生についての啓発事業が行われた。1954 年（昭和 29 年）には，精神衛生実態調査が初めて行われた。1958 年（昭和 33 年）日本産業精神保健学会顧問であった故懸田克躬によって，「マネージャー病」が出版されたが，中間管理職以上の職責にある者のこころの健康について記載された一般書啓発書としては草分け的発刊であった。

　1964 年（昭和 39 年）ライシャワー事件を契機に，翌年精神衛生法が改正された。同法に精神衛生センターを設置し，保健所の業務として精神衛生が加わった。同年，精神障害者家族会が発足した。1970 年（昭和 45 年）には，その当時順天堂大学精神医学教室教授であった故懸田克躬と国立精神衛生研究所部長の故加藤正明の編集によって，「社会精神医学」が発刊された。その内容としては，社会精神医学の定義，職場・学校等における人間関係の問題，家族・職場・コミュニティにおける精神障害，不適応の問題等が検討されており，1964 年に発表されたアメリカ精神医学会の Glasscote, S. E. らによる「The Community Mental Health Center」が紹介されているが，メンタルヘルスという言葉の導入の契機になっている可能性がある。1972 年（昭和 47 年）精神科デイケア，精神科カウンセリングが新設された。1974 年（昭和 49 年）には，精神科作業療法，精神科デイケアが保険適応となった。

B. 産業精神保健の略史

　1980年（昭和55年）には，職親制度検討委員会が設置され，アルコール健康医学会が設立された。1985年（昭和60年）心の健康づくり推進事業が予算化された。同年には「宇都宮事件」があり，精神保健法が成立した。この時期から，「精神衛生」という用語に変わって現在使用されている「精神保健」が一般的になったので，「精神保健」についての検討はほぼ20年間の歴史を有しているといえる。翌年には，精神科集団精神療法，精神科ナイトケア，精神科訪問看護指導料が保険点数化された。同年，国立精神・神経センターが設立された。1986年（昭和61年）に，故加藤正明日本産業精神保健学会初代理事長によって「メンタルヘルス」が発刊されたが，メンタルヘルスの歴史，ライフサイクルとメンタルヘルス，心の病とメンタルヘルス，家族・学校・職場・地域社会におけるメンタルヘルスなどの現在も続いている問題点の指摘と対策が記載され，メンタルヘルスの位置づけが明確に記述された。このなかで，現在でも議論されている「疾病性」は精神医学が扱い，「事例性」はメンタルヘルスが対応するのだという明確な定義が記載されており，「メンタルヘルス学」の基礎と展望を行った業績として長く記憶されるべきである。

　1987年（昭和62年）に「障害者雇用促進に関する法律」が成立し，法文上は身体障害，知的障害，精神障害の三障害が雇用促進の対象となったが，精神障害の雇用促進についての具体的な施策は他の二障害に比して遅れてきたことは周知のことである。

　特に，前述した加藤の理念が代表であるが，1980年代になり，精神衛生活動と精神障害に対する狭義の産業精神医学にかわって，精神障害の有無ではなく，すべての就労者の精神健康の維持・増進を目的とした「メンタルヘルス」に関心が移行した。1985年以降は，人事院，中央労働災害防止協会などの活動は，メンタルヘルス対策という概念化がなされている。この背景には，健康であることと障害をもっていることの境界の曖昧化が指摘され，軽微な精神的不調に対する対策が疾病の発症予防になるという知見が一般的になってきた。1991年（平成3年）内閣府の国民生活に関する世論調査で，「悩みや不安を感じている」者が「感じていない」者より多くなった。同年には，国連総会において，「精神疾患を有する者の保護及びメンタルヘルスケアの改善のための諸原則」（国連原則）が採択された。1992年（平成4年）合計特殊出生率が2以下となり，現在の少子化の傾向が明瞭となった。1993年（平成5年）精神保健法の一部を改正する法律が施行され，また，障害者基本法が成立した。また，同年にはWFMH世界会議が幕張メッセで故島薗安雄氏を会長として開催された。

　この領域での学会活動をみても，産業衛生学会のなかのメンタルヘルスに関する研究会が継続されていたことに加えて，1993年（平成5年）に日本産業精神保健学会が設立され，その目的として，精神科医，産業医，看護職，心理職，産業組織論の専門家，人事・労務担当者が一堂に会し，多職種の関与をもとにして，職域集団全体の精神健康度にも関心が払われるようになった。また，個人の心身の健康の阻害因子として，ストレス（ストレッサー）という概念が広範に採用され，日本ストレス学会，日本産業ストレス学会などが設立されていることにも注目すべきであろう。1994年（平成6年）には，公衆衛生審議会の精神保健部会において，地域精神保健対策事業が地域中心の活動が行われる必要があることが指摘された。

　1995年（平成7年）精神保健及び精神保健福祉に関する法律が施行され，理念的ではあるが，精神衛生が精神障害の予防と治療を主な目的にするのに対し，精神保健は，精神衛生の諸目的に加

え，法解釈上においても加藤がかつてより重要視してきたポジティブメンタルヘルスの視点から一般健常人の精神的健康の保持，向上を含むとされた。同年1月には，阪神淡路大震災があったが，地域・職域において，ほぼ自発的に心身の健康を守るという保健活動が行われた。精神医学や精神保健の方向性を考える上でも重要な出来事であった。また，この出来事を契機に心的外傷についての知見は格段に増え，急性ストレス反応，外傷後ストレス障害，適応障害等に対する国民の関心が高まり，12年たった現在でもその傾向は持続している。1998年（平成10年）それまでの「バブル」経済の終焉の影響もあり，1年間の自殺者数が3万人を超え現在も同様である。同年，日本産業精神保健ハンドブックが日本産業精神保健学会編によって中山書店から出版されたが，産業精神保健領域のそれまでの業績の集大成となった。また，精神医学大系の別巻として「家庭・学校・職場・地域の精神保健」が同書店から出版されたが，精神保健についての知見には，それぞれの集団において目的や対策にそれぞれ固有の特性があることが示されている。

さらに，1999年（平成11年）「心理的負荷による精神障害等に係わる業務上外の判断指針」が示され，現在の労働災害の全体像が示された。2000年（平成12年）「事業場における労働者の心の健康づくりのための指針」が示され，個人，組織内の成員，産業精神保健スタッフ，事業場外資源の役割が明確化された。2001年（平成13年）「今後の障害者雇用施策について」報告され，精神障害者の就労についての対策のアウトラインが示された。2002年（平成14年）「過重労働による健康障害防止のための総合対策」が通達され，過労死等を予防する事業場において講ずべき措置等が明示された。また，うつ病等により休務していたものの復職について「リワーク」（Return to Work）事業が障害者職業総合センター職業センターで実施されはじめ，その後の地域職業リハビリセンターでもその事業が全国展開する基礎ができた。

2003年（平成15年）個人情報保護法が成立し，健康情報が「ナイーブ」な情報として関係機関での慎重な対応が検討されるようになった。また，同年，健康増進法が施行された。2004年（平成16年）日本医師会によって，「心の病．治療と予防の現在」および「自殺予防マニュアル」が編集され，精神科以外の医師に対しても正確な情報が提供されるようになった。また，同年「心の健康問題により休業した労働者の職場復帰支援の手引き」が中央労働災害防止協会から公表され，復職についての公式のガイドラインが示され，その方針を詳述した「メンタルヘルスと職場復帰支援ガイドブック」が日本産業精神保健学会編によって出版された。

2006年（平成18年）には，労働安全衛生法が改正され，「長時間残業者の面接指導」が事業場で実施されるようになった。同年自立支援法が成立し，身体・知的・精神それぞれに対する対策が一本化されたが，現在もなおその改正の必要性が議論されている。同年には，労働者の心の健康の保持増進のための指針が示され，職場での精神健康の維持・増進対策の大きな方向性となった。

2008年（平成20年）には，「障害者の雇用促進等に関する法律の一部を改正する法律」が成立し，精神保健福祉手帳を有する精神障害者が障害者雇用率にみなし算定されるようになった。さらに，「プライバシーに配慮した障害者の把握・確認ガイドライン」が示された。また同年には，メンタルヘルス不調者等の労働者に対する相談機関による相談促進事業が厚生労働省委託事業として，労働者健康福祉機構が従業員支援プログラム等の質的担保を確保することが始まった。また，産業保健推進センターにメンタルヘルス対策支援センターが設置され，相談機関利用促進員が配置され，それぞれの企業のメンタルヘルス対策をアドバイスするようになった。

2009年（平成21年）には，心の健康問題で休業した労働者の職場復帰支援の手引きが改定され，

復職のプロセスの明確化，外部医療機関との連携の様式が精緻化された。同年，厚生労働省労働基準局長通達として，当面のメンタルヘルス対策の具体的推進についてが示された。さらに，心理的負荷による精神障害等に係る業務上外の判断指針の一部改正についてが指針として示され，職場における心理的負荷評価表に新たな出来事の追加等の見直しが行われた。

〔荒井　稔〕

3. 労働安全衛生法

A. 職場の安全衛生に関する法体系

　労働安全衛生法（以下，安衛法）は，職場における労働者の安全と健康を確保することを主な目的としている。労働基準法第5章（安全および衛生），労働災害防止団体等に関する法律第2章（労働災害防止計画）および第4章（特別規制）を統合したものを母体とし，それに新規の規制事項，国の援助措置に関する規定などを加えて，1972年に制定，公布された。

　安衛法の下に，労働安全衛生法施行令等（以下，政令），労働安全衛生規則等（以下，省令）があり，それらに加えて厚生労働大臣告示，指針，通達（解釈例規，指導通達）等がつながりをもって，全体として大きな法体系を形成している。これらによって，労働者の安全と健康に関する領域の大半はカバーされており，労働基準法，安衛法の付属法（じん肺法，労働災害防止団体法，作業環境測定法等），労働者派遣法，安衛法の特別法（船員法，国家公務員法，地方公務員法等），家内労働法が残りの部分を規定している。

　安衛法の主な名宛人は「事業者」，その保護対象は当該事業者に使用される労働者となっている。この「事業者」は，安衛法第2条第3項で「事業を行う者で，労働者を使用する者」と定義されている。すなわち，「事業者」とは，法人企業であれば，その代表者でなく当該法人そのものを指し，事業運営の利益の帰属主体そのものを義務主体ととらえて，その安全衛生上の責任を明確にしているのである[1]。

B. 労働安全衛生法と事業者の責務

　安衛法では，第3条において，事業者はこの法律で定める労働災害の防止のための最低基準を守るだけでなく，快適な職場環境の実現と労働条件の改善を通じて職場における労働者の安全と健康を確保しなければならない旨を定めている。第10条から第71条までの関係条文では，事業者が労働者の健康を守る上で遵守しなければならない事項が記されている。事業者が講じなければならない主なものは，次の5点である[2]。

①総括安全衛生管理者，衛生管理者および産業医の選任，衛生委員会の設置などの安全衛生管理体制の確立
②健康障害防止措置と作業場の環境整備
③製造等禁止，表示等の有害物等に関する規制
④安全衛生教育，資格者による就業等の労働者の就業に当たっての措置
⑤作業環境測定・評価による作業環境管理，作業時間の制限，曝露防止対策等の作業管理，健康診断・面接指導・これらの結果に基づく措置，病者の就業禁止，健康教育等の健康保持増進措置等の健康管理，快適な職場環境形成のための措置

C. 労働安全衛生法と労働者の義務

　労働者の健康障害防止は，事業者の義務であるが，労働者の協力がなければその達成が困難な面もある。安衛法では，第4条において，労働者は労働災害を防止するため同法が定めている事項を守り，事業者が行う各種の措置に協力するよう努めなければならない旨が明記されている。具体的には，立入禁止箇所への立ち入りの禁止，保護具の使用，健康診断の受診，健康の保持増進，安全衛生改善計画の遵守等があげられている。

D. 労働災害防止計画

　労働災害の防止を図るためには，国，事業者等の関係者が一体となり，防止対策を総合的かつ計画的に実施することが必要である。このことから，安衛法では，労働大臣が労働災害防止のための主要な対策に関する事項その他，労働災害の防止に関し重要な事項を定めた労働災害防止計画を策定しなければならないことを定めている[3]。

　労働災害防止計画は5年ごとに策定されており，メンタルヘルスに関する事項は，第9次計画（1998年公示）から明記されるようになった（心身の健康の保持増進という表現は，それ以前から見られる）。現在の第11次計画（2008年公示）では，「重点対策及びその目標」のひとつとして，「メンタルヘルスについて，過重労働による健康障害防止対策を講じた上で，労働者一人ひとりの気づきを促すための教育，研修等の実施，事業場内外の相談体制の整備，職場復帰対策等を推進することにより，メンタルヘルスケアに取り組んでいる事業場の割合を50％以上とすること」が掲げられている。具体的な対策としては，相談体制の整備，事業場外資源との連携の促進，職場復帰のための対策の推進について，その進め方が記されている。

文　献

1) 畠中信夫：労働安全衛生法のはなし（改訂版）．中央労働災害防止協会，東京，2006.
2) 櫻井治彦，他編：産業医の職務Q&A（第9版）．産業医学振興財団，東京，2009.
3) 労働省労働衛生課編：労働安全衛生用語辞典．中央労働災害防止協会，東京，1993.

〈廣　尚典〉

4. メンタルヘルス指針

A. メンタルヘルス指針とその位置づけ

　労働安全衛生法（以下，安衛法）に初めてメンタルヘルスに関する事項が記されたのは，1988年の安衛法改正によって，労働者の心身の健康の保持増進活動が事業者の努力義務とされた際であるが（産業医学用語解説の心理相談担当者の欄を参照），2000年には当時の労働省から「事業場における労働者の心の健康づくりのための指針」が示された。本指針は，事業場で行われるべきメンタルヘルス対策を包括的に示したものであった。2006年，この指針の基本的な考え方，骨格はそのままに，内容の充実化を施した「労働者の心の健康の保持増進のための指針」が公表された。これは，一般に「メンタルヘルス指針」と呼ばれている（これに対して，2000年の指針を「旧メンタルヘルス指針」と呼ぶこともある）。

　メンタルヘルス指針は，安衛法第70条の2第1項の規定に基づき，同法第69条第1項の措置（労働者の健康の保持増進）の適切かつ有効な実施を図るためのものと位置づけられており，安衛法とは直接関連づけられていなかった旧メンタルヘルス指針よりも，重みのあるものになっている。

B. メンタルヘルス指針の概要

a. 計画の立案

　メンタルヘルス指針では，衛生委員会等での調査審議の上，事業場の実態に即した取り組みを行うための計画（心の健康づくり計画）を策定することを求めている。これは，安衛法改正（2006年施行）によって，労働安全衛生規則第22条で規定されている衛生委員会の付議事項に，「労働者の精神的健康の保持増進を図るための対策の樹立に関すること」が盛り込まれたことに対応している。

　心の健康づくり計画で定める事項としては，表の6つがあげられている。

表　心の健康づくり計画で定められるべき事項

- 事業者がメンタルヘルスケアを積極的に推進する旨の表明に関すること
- 事業場における心の健康づくりの体制の整備に関すること
- 事業場における問題点の把握およびメンタルヘルスケアの実施に関すること
- メンタルヘルスケアを行うために必要な人材の確保および事業場外資源の活用に関すること
- 心の健康づくりの実施状況の評価および計画の見直しに関すること
- その他労働者の心の健康づくりに必要な措置に関すること

b. 4つのケアの推進

活動主体別には、次の4つのケアが継続的かつ計画的に推進されることが求められている。

(1) セルフケア

労働者がみずからの心の健康のために行う取り組みで、ストレスへの気づき、ストレス対処法の理解と実践などである。

(2) ラインによるケア

管理監督者が行う取り組みで、職場環境改善、部下である労働者に対する適切な相談対応が主な内容である。最近、業務のプロジェクト制等により、上司・部下関係が複雑あるいは曖昧になっている職場もあるが、その場合も体制の整備等により、これと同等のケアが実施されるようにする必要がある。

(3) 事業場内産業保健スタッフ等によるケア

事業場内の産業保健スタッフ（産業医、衛生管理者等、保健師等）、心の健康づくり専門スタッフ（精神科・心療内科等の医師、心理職等）、人事労務管理スタッフによる取り組みである。セルフケアおよびラインによるケアに対する支援、心の健康づくり計画に基づく具体的な活動の実施に関する企画立案、メンタルヘルスに関する個人情報の取り扱い、事業場外資源とのネットワークの形成やその窓口となることなどである。

(4) 事業場外資源によるケア

都道府県産業保健推進センター、地域産業保健センター（労働者数50人未満の事業場をサービスの対象としている）、医療機関等、事業場外でメンタルヘルス対策への支援を行う機関および専門家とのネットワークを日頃から形成し、それらを活用することである。ただし、事業場外資源の活用にあたっては、それに依存するあまり、事業者がメンタルヘルス対策の推進について、主体性を失うことのないよう留意する必要がある。

c. 具体的な活動内容とその進め方

具体的な活動としては、教育研修・情報提供、職場環境等の把握と改善、メンタルヘルス不調の気づきと対応、職場復帰における支援の4つがあげられている。

セルフケア、ラインによるケアに関する教育研修を円滑に行うために、事業場内に教育研修担当者を計画的に育成することも勧められている。職場環境等の中には、職場内のハラスメントを含む人間関係や組織体制に関する事項も含まれる。

また、活動が効果的に進められるよう、事業場内メンタルヘルス推進担当者（産業医学用語解説を参照）を選任することも求められている。

C. 個人情報保護への配慮

メンタルヘルス指針では、個人情報保護に関する事柄も言及されている。個人情報の取得や第3者への提供にあたっては、原則として労働者の同意を得ること、産業医等が労働者の健康情報を事業者等に提供する場合には必要最小限とし、病名等の生データではなく情報を加工したものを提供すること等に注意し、健康情報の取り扱いに関する取り決めを事業場内の規程等によって行っておくべきである。

〔廣　尚典〕

5. 障害者雇用促進法

はじめに

　障害者の雇用の促進等に関する法律（1960年法律第123号。以下，障害者雇用促進法）は，働く障害者，働くことを希望する障害者を支援するため，障害者の就業機会拡大を目的とした各種施策を推進するべく平成17年6月29日に障害者雇用促進法が改正された（2005年法律第81号）。改正法案のポイントは，1）精神障害者の雇用対策強化，2）在宅就業障害者に対する支援，3）障害者福祉施策との有機的な連携の三つであるが，同法の概要を述べる。

A. 精神障害者の雇用対策強化

　精神障害者に対する雇用対策の強化を目的に障害者雇用率制度が精神障害者に適用されることとなった。このため企業は，身体障害者，知的障害者に加えて精神障害者に関しても障害者雇用状況を報告をしなければいけなくなった。常用雇用労働者の数が56人以上の事業主は，精神障害者（精神障害者保健福祉手帳所持者）を各企業の雇用率（実雇用率）に算定することになったが，法定雇用率（1.8％）は現行通りとされた。短時間労働（週所定労働時間20〜30時間）の精神障害者についても0.5人分としてカウントし，実雇用率に算定できる。障害者の確認は，精神障害者は精神障害者保健福祉手帳所持者，身体障害者は身体障害者手帳，知的障害者は療育手帳等の障害者手帳や児童相談所，知的障害者更生相談所，精神保健福祉センター，精神保健指定医若しくは障害者職業センターによる判定書によって確認される。

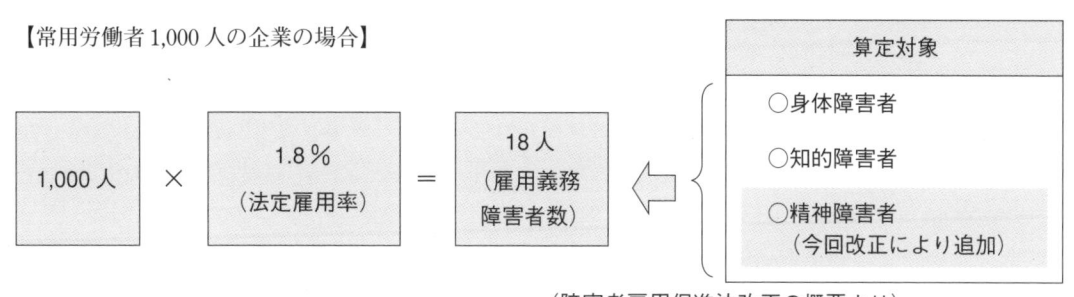

【常用労働者1,000人の企業の場合】

1,000人 × 1.8％（法定雇用率） = 18人（雇用義務障害者数）

算定対象
- 身体障害者
- 知的障害者
- 精神障害者（今回改正により追加）

（障害者雇用促進法改正の概要より）

　常用雇用労働者数が301人を超える企業の場合には，その障害者雇用率が未達成の企業は法定雇用障害者数に応じて1人につき月額5万円の障害者雇用納付金を納付しなければならず，反対に障害者雇用率を達成した企業に対しては，法定雇用者数を上回る人数1人につき，月額2万5千円が障害者雇用調整金として支給される。常用雇用労働者数300人未満の企業の場合は，超過1人当たり月額2万1千円障害者雇用調整金として支給される。事業主は，雇用義務の達成状況について，6

月1日現在で毎年1回厚生労働大臣に報告しなければならないこととなっている。

```
民間企業 ┬ 一般の民間企業 ……………………… 1.8％
        │    （常用労働者数56人以上規模の企業）
        └ 特殊法人 …………………………… 2.1％
             （常用労働者数48人以上規模の法人）

国、地方公共団体 ┬ 職員数48人以上の機関……… 2.1％
                └ 都道府県等の教育委員会（職員数50人以上）2.0％
```

B. 在宅精神障害者に対する支援

在宅就業障害者に対する支援として，a. 自宅等で就業する障害者を支援するため，企業が仕事を発注することを奨励（発注元企業に特例調整金等（障害者雇用納付金制度）を支給），b. 企業が在宅就業支援団体を介して在宅就業障害者に仕事を発注する場合にも，特例調整金等を支給する。独立行政法人高齢・障害者雇用支援機構が定める様式に「発注証明書」を添付して申請し，「業務の対価」の総額に応じて支給される。

C. 障害者雇用促進施策と障害者福祉施策との連携

障害者福祉施策との有機的な連携として，障害福祉施設体系の改革とあいまって障害者雇用促進施策と障害者福祉施策の有機的な連携が図られるようになった。また，職場適応援助者（ジョブコーチ）による援助を行うことに対する助成金の創設，特例子会社に係る調整金・報奨金の支給先の範囲拡大等の改正が行われた。障害者雇用調整金に関しては，法定雇用障害者数を超えて障害者を1人雇用する障害者雇用調整金の額は1月当たり2.7万円なので，年間32.4万円を支給され，特例調整金は，例えば420万円の発注を行う（雇用1人分に相当する発注額）と，年間25.2万円を支給される（年間発注総額が105万円以上の場合に支給される）。したがって特例子会社がある場合には，特例子会社が，調整金・報奨金を受給することを選択できるようになった。

障害保健福祉の分野では，授産施設等の福祉施設や作業所を機能別に再編成することにより，福祉的就労から一般雇用への移行を促進する改革を行うこととし，障害者雇用の分野においても，障害保健福祉施策と連携を図りながら就職支援等の支援を行うことにより，一般雇用への移行を促進するための施策を講じることとしている。平成17年度より地域障害者就労支援事業の創設，ジョブコーチ助成金制度の創設，障害者就業・生活支援センター事業の拡充，関係機関との連絡調整）を行う障害者就業・生活支援センターの増設等がなされた。

（黒木宣夫）

6. 個人情報とプライバシー

A. 労働者の個人情報の取り扱いに関する規定・指針

　わが国における労働者の健康情報の保護に言及した指針類として，健康開発科学研究会の「産業医の倫理指針」（1998年），日本産業衛生学会の「産業保健専門職の倫理指針」（2000年），旧労働省による「労働者の健康情報に係るプライバシーの保護に関する検討会中間取りまとめ」および「労働者の個人情報保護に関する行動指針」（ともに2000年）がある。この行動指針の中に記されているメンタルヘルスに関連した事項としては，「性格検査を行う場合は事前に目的や内容を説明して本人の明確な同意を得ること」，「アルコール検査や薬物検査は職業上必要な場合に限り本人の明確な同意を得て行うこと」がある。2004年には，厚生労働省により「労働者の健康情報の保護に関する検討会」が開催され，報告書がまとめられた。欧米の標準のように非医療職や雇用者側による健康情報の取り扱いを一切禁止する提言を出すには至らなかったが，この報告書をもとに，「雇用管理に関する個人情報のうち健康情報を取り扱うに当たっての留意事項について」が示された。そこでは，産業保健業務従事者が，産業医，保健師等，衛生管理者，その他の労働者の健康管理に関する業務に従事する者と定義され，健康情報には法定の健康診断の結果，その後に医師等から聴取した就業上の措置に関する意見と実際に実施した措置の内容，保健指導の結果，労働者が提出した診断書等の疾病に関する情報，産業医がその職務を通して得た情報，健康保険組合の保健事業を通じて取得した情報および療養の給付に関する情報などが，広範に含められた。そして，「産業保健業務従事者以外の者に健康情報を取り扱わせる時は，これらの者が取り扱う健康情報が利用目的の達成に必要な範囲に限定されるよう，必要に応じて健康情報を適切に加工した上で提供する等の措置を講じること」と記されている。さらに，衛生委員会等での審議，労働組合との協議などを通じて，健康情報の利用目的，安全管理体制，健康情報を取り扱う者およびその権限，取り扱う健康情報の範囲，健康情報の開示，訂正，追加，削除，破棄，苦情の処理に関して，事業場内で規定化しておくことが勧められている。

　なお，国際的な労働者の健康情報の保護に関する規定としては，国際労働機関（以下，ILO）第181号条約第6条（1997年），第171号勧告第14条および16条（1985年），ILO労働者の個人データ保護の行動準則（1996年），ILO労働者の健康サーベイランスのための技術・倫理ガイドライン（1998年），国際労働衛生学会（ICOH）の産業保健専門職の倫理コード（2002年改訂）などがある。

B. 産業保健における健康情報の取り扱い

　わが国においては，労働者の健康情報は，守秘義務や個人情報保護法に基づいた保護が行われなければならない一方で，本人や本人を取り巻く労働者の安全と健康を確保するために適切に使用さ

表 メンタルヘルス対策における産業保健専門職によるプライバシー保護の要点

産業保健専門職は，仕事と労働者の適応を推進する立場であることを明言する
医療職同士は，的確な判断や診療等のために必要な健康情報を連携する
非医療職に健康情報を提供する際は，誤解や偏見を招きやすい専門用語を避ける
生の健康情報でなくてもよいときは，目的に応じて医療職が情報を加工する
健康情報を想定外で取り扱う際は，本人等のインフォームド・コンセントを得る
健康情報の第三者提供は，できるだけ必要最小限の対象者に限定する
個人の情報でなくてもよいときは，個人識別情報をはずす
社会的偏見の存在に配慮し，事業場内においてはその排除に努める

参考文献1）より引用，一部改変

れなければならない．労働安全衛生法で，健康診断の実施およびその事後措置が事業者に義務（あるいは努力義務）づけされていることに象徴されるように，欧米と異なり，労働者の健康情報は，事業者が知らずに済ませるのではなく，積極的に使用すべき情報とみなされているのである．

こうした状況にうまく対応するためには，労働者の健康情報の管理に，職場の諸事情を熟知した産業医や看護職が関与し，各々の健康情報の取り扱いが目的に適っているか等を十分に検討することが重要となる．やむを得ず，健康情報を本人の同意なく取り扱う場合には，その情報と共有者をできるだけ限定する必要がある．

産業医が事業場内で同時に診療行為も行っている例は少なくないが，その場合には診療を通じて取得した医療や健康に関する情報と，事業者が実施した健康診断の結果等とは，区別して取り扱われなければならない．診療録と健康管理記録とは明確に分けて管理されるべきである．

メンタルヘルスに関する情報は，誤解や偏見等のため，当該労働者がそれによって不当な扱いを受ける恐れがあり，健康情報の中でも特に機微な情報といえる．上述した留意点を踏まえて，産業保健専門職は，その取り扱いに対し，十分な配慮を怠らないことが求められる（表）．

文　献

1) 堀江正知：個人情報のプライバシー保護．メンタルヘルスと職場復帰支援．中山書店，東京，pp. 182-200, 2005.

（廣　尚典）

Ⅳ. メンタルヘルスの実際

1. 一次予防，二次予防，三次予防

A. 職場のメンタルヘルス対策の3相と事例性の重視

　職場のメンタルヘルス対策は，メンタルヘルス不調者の一次予防（メンタルヘルス不調者の発生予防），二次予防（メンタルヘルス不調者の早期発見，早期対応）および三次予防（メンタルヘルス不調者の職場復帰支援および職場再適応支援）の3つに分類することが可能である。メンタルヘルス指針（別項参照のこと）は，職場のメンタルヘルス対策を，一次～三次予防の幅広い活動として推進していくことを求めている。なお，二次予防における「早期発見，早期対応」が「早期発見，早期治療」でないのは，メンタルヘルス不調例の中には，専門医による治療を受けずとも，業務の軽減や職場環境の調整等で事態が改善する例があること，したがって，働きかけの対象となるのは，当該労働者だけでないことなどによる。

　これらの活動全体を通して，産業保健スタッフには，事例性を重視した取り組みが求められる。事例性の重視は，産業保健に限ったことではないが，メンタルヘルス不調者本人の疾病性ばかりに目を奪われるのではなく，メンタルヘルス不調の背景因子や当該労働者の業務遂行状況，周囲の労働者との関係，所属部署全体への影響等にも目を配り，それらの問題全体を解決あるいは収束させるよう働きかけることが重要となる。また，メンタルヘルス不調の中でも，特に職場や仕事との関連が強い例の予防対策を重視していくことも意識されなければならない[1]。

B. 一次予防

　メンタルヘルス不調は，職場関連因子によってのみ引き起こされるのではないことは言うまでもないが，仕事のストレスを軽減することにより，その発生を減少させることは期待できる。また，その取り組みは，業務の効率化や職場の活性化を通じて，生産性の向上等にも寄与する可能性がある。職場のストレス対策の成功事例19例を収集し，分析した国際労働機関（ILO）のレポートは，個人向けアプローチの効果が一時的，限定的であるのに比べ，職場環境等の改善を狙ったアプローチがより効果的であったと報告している[2]。

　職場環境（人間関係，組織形態，指示命令形等の問題を含む）の改善のために，いくつかの職業性ストレスモデルとそれに関する評価ツール，チェックリストの類が開発されている。代表的な職業性ストレスモデルとしては，仕事の要求度 - コントロール - 社会的支援モデル，努力 - 報酬不均衡モデルがあげられる。前者は，仕事の要求度が高く，コントロール度（裁量権）が低く，支援（上司および同僚）が少ない状況下に置かれた労働者は高ストレスとなりやすいとみなすものである。後者は，費やされる努力（仕事の要求度，責任，負担から構成される）とそれから得られる報

酬（経済的，心理的，キャリア関連の報酬から構成される）が釣り合わない状態を高ストレスとするものであり，仕事に過度に傾注する個人の態度や行動パターン（オーバーコミットメント）をその修飾因子と位置づけている。また，米国国立労働安全衛生研究所（NIOSH）は，職場環境改善によるストレス対策のポイントとして，①過大あるいは過小な仕事量を避け，仕事量に見合った作業ペースの調整ができること，②労働者の社会生活のペースに合わせて勤務形態の配慮がなされていること，③仕事の役割や責任が明確であること，④仕事の将来や昇進・昇級の機会が明確であること，⑤よい人間関係が保たれていること，⑥仕事の意義が明確になっており，労働者の仕事への意欲を刺激し，技術を活用するようにデザインされていること，⑦労働者に職場での意思決定への参加の機会があることの7点をあげている[3]。

産業保健スタッフは，管理監督者等と連携し，職場巡視による観察，聴き取り調査，質問票調査等により，問題点を把握して，改善に向けた具体的な提案をすることが期待される[4]。また，職場環境の改善活動は，いわゆるトップダウン型だけでなく，労働者が企画立案の段階から関与する労働者参加型の改善手法も取り入れていくことが推奨されている。

個々の労働者がみずからのストレスに気づき，うまくその対処（産業保健スタッフや専門医への自発的相談を含む）を行えるように，教育研修を行うことも有意義である。最近では，一部の事業場でアサーション・トレーニングの類も試みられている。

本来産業保健活動は健康障害の発生防止が重視されるべきであるという視点に立てば，こうした一次予防は優先度が高いものと位置づけられる。

C. 二次予防

管理監督者が，部下の言動の変化に敏感に気づき，メンタルヘルス不調が疑われた場合には，産業保健スタッフと連携を図って，速やかに問題解決を図る取り組みは，以前からメンタルヘルス対策の中核のひとつとされてきた。特に，産業保健スタッフが随時職場からの相談に対応できる職場では，担当者の専門的知識や面接・評価技術を向上させることによって，メンタルヘルス不調の早期発見，早期対応が容易になり，かつ適切化することが期待できる。

長時間労働を主因とするメンタルヘルス不調への対策としては，労働安全衛生法第66条の8で，長時間労働者の面接指導等が規定されている。時間外労働（労働時間を週40時間とする）が1月あたり100時間を超え，疲労の蓄積が認められて，本人が申し出た労働者に対して，医師の面接指導が行われなければならない。この面接指導では，脳・心臓疾患のリスクとメンタルヘルス不調に関する評価を行う（図）。また，時間外労働が月80時間を超えて健康上の不安を有する労働者および事業場で独自に定めた基準を超えた長時間労働者に対しても，面接指導またはそれに準じた措置を講じることが，事業者の努力義務となっている（もっとも，こうした取り組みは副次的なものであり，まず時間外労働の削減，有給休暇取得の促進等が事業者によって推進されなければならないことに注意が必要である）。

健康診断の場で，メンタルヘルス不調のスクリーニングテストを実施する試みも，大企業をはじめとする一部の事業場で行われてきた。しかし，不用意な実施は，メンタルヘルス不調者の職場からの排除，メンタルヘルス対策全体の歪み，偽陽性者を含む専門医受診者の急増に伴う臨床現場の混乱などの大きな副作用を伴いかねない。あらかじめ検査の実施手順と事後措置の進め方を確立し

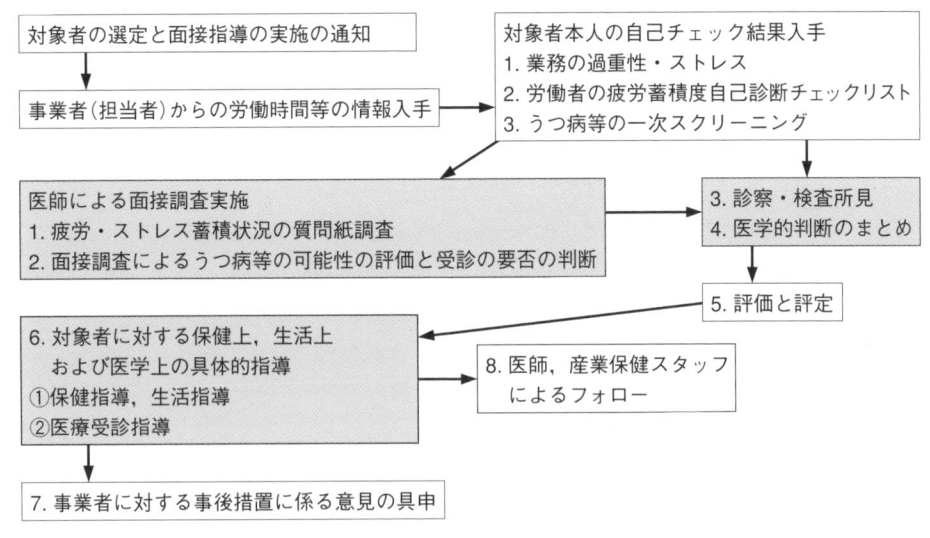

```
┌─────────────────────────────┐        ┌─────────────────────────────────┐
│ 対象者の選定と面接指導の実施の通知 │        │ 対象者本人の自己チェック結果入手      │
└─────────────┬───────────────┘        │ 1. 業務の過重性・ストレス            │
              │                        │ 2. 労働者の疲労蓄積度自己診断チェックリスト │
┌─────────────▼───────────────┐        │ 3. うつ病等の一次スクリーニング        │
│ 事業者（担当者）からの労働時間等の情報入手 │        └──────────────┬──────────────────┘
└─────────────┬───────────────┘                       │
              │                                       │
┌─────────────▼───────────────────────────────┐  ┌───▼─────────────────┐
│ 医師による面接調査実施                        │  │ 3. 診察・検査所見      │
│ 1. 疲労・ストレス蓄積状況の質問紙調査            │  │ 4. 医学的判断のまとめ   │
│ 2. 面接調査によるうつ病等の可能性の評価と受診の要否の判断 │  └──────┬──────────────┘
└──────────────────────────────┬──────────────┘         │
                               │                ┌───────▼────────┐
┌──────────────────────────────▼──┐             │ 5. 評価と評定    │
│ 6. 対象者に対する保健上，生活上      │◄────────────┴────────┬───────┘
│    および医学上の具体的指導         │  ┌────────────────▼──────┐
│  ①保健指導，生活指導              │  │ 8. 医師，産業保健スタッフ   │
│  ②医療受診指導                   │  │    によるフォロー          │
└──────────────┬──────────────────┘  └────────────────────────┘
               │
┌──────────────▼──────────────────┐
│ 7. 事業者に対する事後措置に係る意見の具申 │
└─────────────────────────────────┘
```

図　長時間労働者に対する医師による面接指導の流れ

ておくこと，検査および事後措置に関わる関係者の役割分担を明確化しておくこと，検査の結果が人事考課などの目的外使用をされないようにし，それを職場に広く周知しておくこと，偽陰性への対応，個人情報保護に留意すること，日頃からメンタルヘルスに関する啓発教育を行い，誤解や偏見の類を極力払拭しておくことなどが，導入の前提条件になる。

D. 三次予防

精神疾患により長期にわたり休業した労働者の職場復帰およびその後の職場再適応に対して適切な支援を行い，病状の再発・再燃を防止したり，業務遂行能力の回復を含む当該労働者の職場再適応を促したりする働きかけも，重要なメンタルヘルス対策のひとつである。昨今のメンタルヘルス不調者の増加により，この支援活動が差し迫った課題となっている職場も多い。

職場復帰支援の具体的な取り組みのあり方については，次項以下を参照されたい。

E. 教育研修の重要性

上述した一次～三次予防を推進する上で，労働者全般および管理監督者に対して，教育研修を実施することは極めて重要である。メンタルヘルス指針に示されているセルフケアおよびラインによるケアのための教育研修に盛り込まれるべき事項には，一次予防から三次予防のすべてに関する事柄が含まれている。

産業保健スタッフにとっても，職場環境改善を適切に支援したり，労働者本人や管理監督者からの相談に適切に対応したり，あるいは職場復帰や職場再適応を望ましい形で支援したりするためには，知識・技術の修得と向上が不可欠で，そのための教育研修の場を得ることが必要である。

文　献

1) 廣　尚典：職場のメンタルヘルスにおいて産業医の果たすべき役割．日本医師会雑誌，136：69-72, 2007.
2) Karasek R：Stress prevention through work reorganization：a summary of 19 international case studies. Conditions of work digest 11（2）（Preventing stress at work），ILO, pp23-41, 1992.
3) Sauter SL, Murphy LR, Hurrell JJ：Prevention of work-related psychological disorders：a national strategy proposed by the National Institute for Occupational Safety and Health（NIOSH）. Am Psychologist；45：1146-1158, 1990.
4) 川上憲人：組織のストレス評価と職場環境等の改善．職場のメンタルヘルス─実践的アプローチ─，中央労働災害防止協会，pp129-137, 2005.

〈廣　尚典〉

2. 復職支援の基本的な考え方

　職場復帰支援においては，医療機関と職域との連携が欠かせない。職場復帰支援の手引き[1]（以下手引き）では，5つのステップ（図）が示されているが，ここでは，職場復帰支援の手引きの内容に関連して，精神科主治医，医療機関スタッフが留意すべき点を中心に述べたい。

A. 病気休業中のケア

　精神疾患で休業することは，労働者にとって非常に不安な出来事である。本当に治るのか，元のように職場復帰できるのか，リストラの対象になるのではないかなど，休業中の労働者は，病気に対する不安だけでなく，復職に対する多くの不安を抱いている。もちろんこういった不安に対しても主治医は積極的なサポートを行う必要があるが，復職に関する現実的な不安に対しては，職域からのサポートを引き出すことがより有効である。

　休業開始や休業期間継続の際には，主治医からの診断書が提出されるが，主治医の診断書だけでは，職域の産業保健スタッフは休業中のケアに関する情報を得られないことが多い。そのため，指針では，労働者の了解が得られた場合，産業保健スタッフは，主治医と連絡をとって今後の支援に必要な情報を交換し，職場復帰に必要な準備を前もって整えておくことが望ましいとしている。実際，主治医との話の中で，職場における本当の休業の原因が語られることも少なくなく，主治医からの情報がその後のフォローを行っていく上で重要な役割を果たすことが多い。また，休業期間の見通しや復職後に必要な就業上の配慮，職場環境の整備についての主治医の考えを早めに聞いておくことで，管理監督者が余裕をもって復職までの間の準備を進めることも可能になる。中には，プライバシー保護の観点から産業保健スタッフとの情報交換を避けようと考える主治医もいるが，労働者本人が同意し，主治医から得られた情報については産業保健スタッフ等がプライバシーに十分配慮しながら適切に管理・利用することが約束されているのであれば，産業保健スタッフとの情報交換には積極的に応じるべきと考える。もちろん，情報交換の内容は，復職支援や再発防止に必要な内容にとどめ，情報交換の内容は事前に労働者の了解を得ておくことが必要である。また，必要に応じて，主治医側からも，職場の復職支援体制や就業規則等についても情報を求めることも大切である。

　休業中の労働者に対しどれくらいの頻度で接触を図っていくべきかについて，職場から相談されることも少なくないが，これについては，病気の特性やそのときの状態によって判断されるべきであろう。休業開始後の対応は，管理監督者ごとにまちまちであり，診断書が管理監督者に提出されると傷病手当金等の簡単な事務連絡をするだけで，あとは復職の診断書が提出されるまでそっとしておこうというケースが最も多いかもしれない。特別な目的もなくむやみやたらに連絡を取ろうとする態度は慎むべきだと考えるが，かといってできるだけ連絡を行わないでおこうと一概に決めるのも問題である。労働者にとっても不利益になる休業期間を出来るだけ短くするために，必要な働

```
┌─────────────────────────────────────────────────────────┐
│         <第1ステップ>病気休業開始及び休業中のケア          │
├─────────────────────────────────────────────────────────┤
│   イ  労働者からの診断書（病気休業診断書）の提出          │
│   ロ  管理監督者，事業場内産業保健スタッフ等によるケア    │
└─────────────────────────────────────────────────────────┘
                            ↓
┌─────────────────────────────────────────────────────────┐
│         <第2ステップ>主治医による職場復帰可能の判断        │
├─────────────────────────────────────────────────────────┤
│   労働者からの職場復帰の意志表示及び職場復帰可能の診断書の提出 │
└─────────────────────────────────────────────────────────┘
                            ↓
┌─────────────────────────────────────────────────────────┐
│  <第3ステップ>職場復帰の可否の判断及び職場復帰支援プランの作成 │
├─────────────────────────────────────────────────────────┤
│   イ  情報の収集と評価                                   │
│       （イ）労働者の職場復帰に対する意思の確認           │
│       （ロ）産業医等による主治医からの意見収集           │
│       （ハ）労働者の状態等の評価                         │
│       （ニ）職場環境の評価                               │
│       （ホ）その他                                       │
│   ロ  職場復帰の可否についての判断                       │
│   ハ  職場復帰支援プランの作成                           │
│       （イ）職場復帰日                                   │
│       （ロ）管理監督者による業務上の配慮                 │
│       （ハ）人事労務管理上の対応                         │
│       （ニ）産業医等による医学的見地からみた意見         │
│       （ホ）フォローアップ                               │
│       （ヘ）その他                                       │
└─────────────────────────────────────────────────────────┘
                            ↓
┌─────────────────────────────────────────────────────────┐
│           <第4ステップ>最終的な職場復帰の決定              │
├─────────────────────────────────────────────────────────┤
│   イ  労働者の状態の最終確認                             │
│   ロ  就業上の措置等に関する意見書の作成                 │
│   ハ  事業者による最終的な職場復帰の決定                 │
│   ニ  その他                                             │
└─────────────────────────────────────────────────────────┘
                            ↓
                    ┌───────────────┐
                    │  職 場 復 帰   │
                    └───────────────┘
                            ↓
┌─────────────────────────────────────────────────────────┐
│          <第5ステップ>職場復帰後のフォローアップ           │
├─────────────────────────────────────────────────────────┤
│   イ  症状の再燃・再発，新しい問題の発生等の有無の確認    │
│   ロ  勤務状況及び業務遂行能力の評価                     │
│   ハ  職場復帰支援プランの実施状況の確認                 │
│   ニ  治療状況の確認                                     │
│   ホ  職場復帰支援プランの評価と見直し                   │
└─────────────────────────────────────────────────────────┘
```

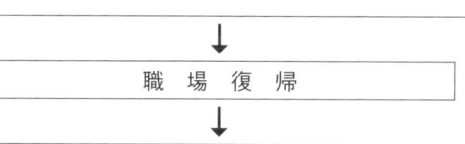

図　職場復帰支援の流れ（職場復帰支援の手引き[1]より）

きかけや確認は休業者の負担にならない範囲で適切に行われることが望ましい。適切な連絡は，休業中の不安や疎外感を和らげるだけではなく，もし病気療養中に，職場環境の変化や何らかの改善の可能性についての情報が提供されるならば，労働者の症状の回復と復職に要する時間は短縮することが期待できよう。こういった情報もなく休業に至ったその職場状況に再び耐えられるようになるまで復職出来ないと労働者が考えると，復職までより多くの時間が費やされることになるであろうし，休業中の不安や疎外感の増悪は，精神疾患の治療そのものに対しても好ましくない影響を与えると考えられる。

B. 主治医による職場復帰可能の判断

　復職判定の難しさは臨床症状だけでなく，職場での就業能力を推測しながら判断を行わなければならない点にある。主治医は，症状の評価は行うものの，その人がどのような環境でどのようなことを行わなければならないのか具体的なイメージがつかめないため，職務遂行や適応に関する評価はほとんど行わないまま復職の判断を行っていることが少なくない。さらには，医学的判断よりも本人の強い希望が優先された形で診断書が出されているケースもある。

　職場復帰可否の判断において，主治医が最初に行わなければならないことは，復職し業務を遂行しようとする労働者の明確な意志の確認である。職場や家族に急かされて嫌々ながらというのでは復職の成功率は決して高くはならない。もし復職の意志を明確に示すことができない心理社会的な理由や病態があればそれについてのアセスメントをきちんと行うべきである。

　もし，職場に試し出勤制度（リハビリ出勤制度）が準備されているならば，実際の職場での様子を観察することが可能となるため，復職判定の有力な判断材料となりうるであろう。本人にとっても現時点での自分の就業能力を実感することが出来る大きなメリットもある。しかしながら，試し出勤制度の運用においては，賃金の支払いや労災の取り扱い等人事労務管理上のルールが明確になっているか，またあくまでも労働者本人の希望に基づいた形で適用されるかについて確認しておく必要がある。

　試し出勤制度がない場合には，本人の就業能力を推測するのに有用な出来る限りの情報を収集し，準備される職場環境との適応について十分考慮しながら判断する必要がある。休業期間中に，医療機関等で行われているデイケアやリワークプログラム等に参加している場合には，そこからの情報が大きな判断材料となる。

　手引きでは，職務遂行能力や適応能力の判断については，下記の内容をあげている。
(a) 適切な睡眠覚醒リズムの有無
(b) 昼間の眠気の有無
(c) 注意力・集中力の程度
(d) 安全な通勤の可否
(e) 業務遂行に必要な作業（読書やコンピュータ作業，軽度の運動等）の実施状況と，作業による疲労の回復具合
(f) その他ホームワーク等の遂行状況ホームワーク等の遂行状況

　適切な睡眠覚醒リズムが回復し必要な睡眠が確保されていることや，一人で安全に通勤が出来ること，必要な勤務時間会社にいられるだけの精神的・身体的な力が回復しているかを検討すること

は，職場復帰の可否を判断する上で最も重視すべきことであろう．そのために，復職前に連日図書館等へ通って一定時間以上自習することが可能か否か，ホームワークの施行状況はどうか等を判断材料とする場合もある．いずれにせよ，就業能力の判断のためには，労働者自身で何らかの行動をしばらく継続した上で自身の回復状況を客観的に感じてもらい，その結果を参考にしながら職場環境とのバランスを考え冷静に判断する必要がある．また，上記内容については，本人だけでなく，家族からの情報を積極的に求めることも非常に重要となる．

C. 職場復帰後の支援に関する主治医の意見

未だ不完全な健康状態の労働者を働かせることは，かなり高度の健康配慮が要求されることである．そのために，労働者の復職に際してはきちんとした復職のサポートプランを作成し，それを周知徹底させる仕組みが必要となる．多くの事業場では，産業医が必要な就業上の配慮についてまとめた意見書を事業者に明示するといった仕組みをとっているが，手引きの中では，意見書作成の際には，産業保健スタッフは必要に応じて労働者の同意を得た上で主治医と連絡を取り，就業上の配慮に関する意見を主治医に聞くことが望ましいと示されている．症状の再燃・再発のリスク要因，就業上の配慮に関する意見（症状の再燃・再発防止のために必要な注意事項等）など，専門的な立場から主治医の意見を述べることは，労働者の復職成功率を上げるために非常に有益なことである．ただし，就業規則や職場復帰支援に関する職場のルールを逸脱した内容ではかえって両者の連携に不具合が生じ，間に挟まった労働者の立場が悪くなることにもなりかねないので，労働者や産業保健スタッフとのやりとりを通じて，あらかじめ主治医側も職場の職場復帰支援体制を理解しておく必要がある．

D. 復職後のフォローアップ

復職前に，いくら綿密なアセスメントを行ったとしても，復職後の経過を正確に予想することは不可能である．それは，復職判定時点においてはまだ多くの不確定要素が残されているからであり，復職後に予期せぬ要因が絡んでくることも珍しくないからである．そういったことからも，復職サポートにおいてはこの復職後のフォローアップが最も重要なプロセスとなる．復職後の第1回目のフォローアップのタイミングも，少なくとも1，2週間のうちに行う必要があろう．復職が上手くいかなかったケースの多くは，復職後，しばらくしないうちにかなりの不適応を感じていることが多く，それがしばらくの間放置されることで再燃・再発のリスクを高めている．もちろん，症状再燃の大きなリスク要因である治療の自己中断や服薬コンプライアンスの低下にも十分注意を払わなければならない．

復職後のフォローアップの際には，症状の再燃・再発のチェックだけでなく，業務遂行能力や勤務状況の評価，意見書等で示されている就業上の配慮の履行状況などについても詳しく聞いておく必要がある．そしてもし何らかの問題が生じていた場合には，産業保健スタッフや管理監督者と連携し，復職サポートプランの見直しなどできる限り早く対応することが大事である．

文　献

1) 厚生労働省：こころの健康問題により休業した労働者の職場復帰支援の手引き, 2009.

〔田中克俊〕

V. 職場復帰支援活動

1. 医療機関における職場復帰支援

A. 診療所におけるリワーク活動

a. 気分障害の臨床の今日的課題とリハビリテーションの必要性

　職場における気分障害などによる休職者の増加が叫ばれて久しいが，大多数の休職者は全国のメンタルクリニックや精神科病院で治療されている．2008年12月に日本診療所協会の会員の精神科医を対象とし，うつ病などで治療している患者に関する調査[1]を実施したところ，350名の精神科医から回答が得られた．気分障害によって休職した患者を復職させる際に主治医が困ることとして表に示した質問に対し，「復職可能な状態かどうかの判断が難しく迷うことが多い」や「復職しても短期間で再休職することが多い」を5割以上の精神科医が選択した．また，「不十分な回復状態だが，本人や家族から強い復職の希望があり対応に困る」が49％，「会社とのコミュニケーションが取れずスムーズに復職が進まない」が43％，「休職のための診断書や傷病手当金の申請書などの書類への記入のみ要求する」が32％で選択され，以前のうつ病患者とは異なる受療姿勢に精神科医が困っている現実も明らかとなった．

　この背景にはうつ病の典型像とされてきたメランコリー親和型とは異なるあらたなうつ病類型[2-5]として見直されているうつ病の増加が背景に存在すると推測される．また，うつ病と不安障害の併存例がごく普通に臨床場面で見られ，うつ病と診断される例にはDSM-Ⅳ-TRで分類される双極Ⅱ型障害[6]が相当数含まれていることが広く認識されるようになってきた．また，パーソナリティ

表　「うつ病休職者の復職時や復職後に困ること」（当てはまるもの全て選択）

質問	回答率	97.8％（350／358件）
①復職可能な状態かの判断が難しく迷うことが多い	193	55.1％
②復職しても短期間で再休職することが多い	185	52.9％
③不十分な回復状態だが，本人や家族から強い復職の希望があり対応に困る	172	49.1％
④会社とのコミュニケーションが取れないのでスムーズに復職がすすまない	152	43.4％
⑤休職のための診断書や傷病手当金申請書などの書類の記入のみ要求する	114	32.6％
⑥通院しなくなる，または通院が不規則になる	101	28.9％
⑦服薬しなくなる，または服薬が不規則になる	83	23.7％
⑧投薬治療を最初から拒否する	31	8.9％
⑨病識がない	28	8.0％
⑩困ることは特にない	25	7.1％

障害との異同に迷う症例もあり，気分障害のうつ病像が多様化して診断の困難さが増し，復職後の失敗例が多く発生していると推測できる[7]。

はじめに触れた調査結果は多様化した気分障害を診断し治療していくことが，経験のある精神科医にとっても難易度の高い診療であると解釈できる。そして，いったん復職しても容易に再休職となる現実に対する方策として生まれてきたのが，復職支援プログラム（以下，プログラム）というリハビリテーションであると理解でき，プログラムに参加することによって，職場が求める復職可能なレベルに達しているかどうかの復職準備性（図）を確認することが可能となってきた。

b. うつ病リワーク研究会

プログラムの嚆矢はNTT東日本関東病院の秋山が始めた職場復帰援助プログラム（RAP）[8]であり，当院のプログラムはRAPを参考として開始した[9]。ただし，RAPは入院病棟を持つ総合病院精神科での作業療法におけるリハビリテーションであったので，メンタルクリニックである当院ではうつ病で治療中の休職者に対する職場復帰に目的を特化させた医療モデルのリハビリテーションとして位置づけた独自のプログラムとして復職支援プログラム虎ノ門（Rework Assistant Management Program Toranomon 以下，RAMP-T）[10,11]を作り実施している。

全国のプログラムを実施している医療機関が集まり，うつ病リワーク研究会（以下，研究会）を2008年3月に結成した（http://www.utsu-rework.org）。年々会員数は増えており，平成23年7月5日現在でプログラムを実施している医療機関として103施設が加入している。研究会の目的としては，研究活動とリワーク活動の普及啓発があげられる。

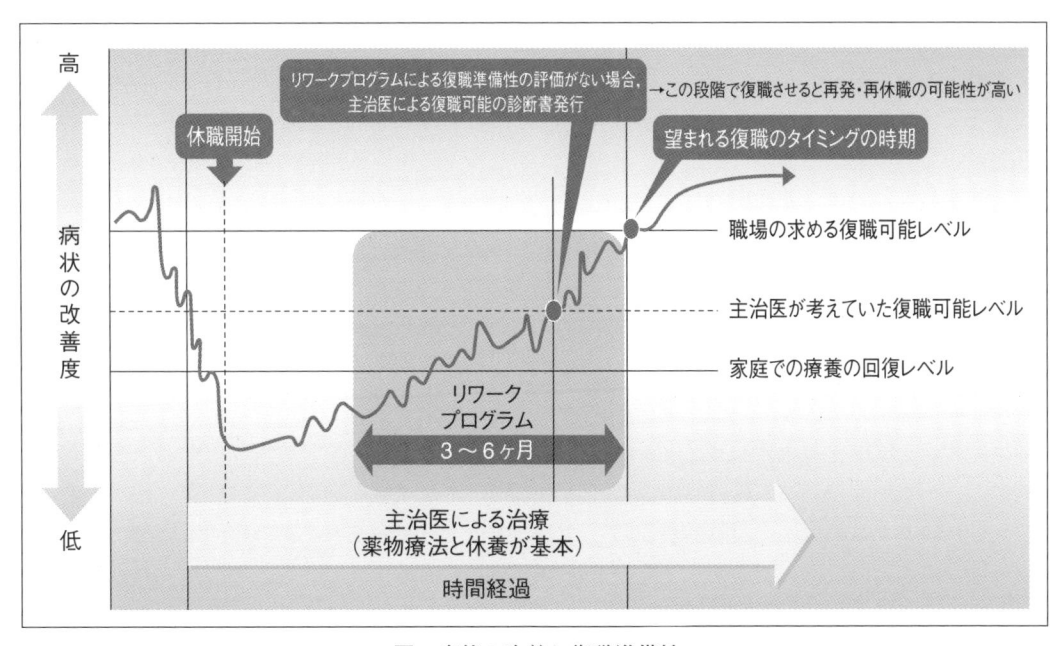

図　病状の改善と復職準備性

c. 医療機関で行うリワークプログラムの要素

医療機関で実施されているプログラムは職場復帰を目的としたリハビリテーションとして位置づけられるが，その重要な要素は以下の4点に集約される．すなわち，プログラムとしての要素は，①集団で実施される，②対象を限定している，③リハビリテーションの要素を持つ，④心理社会療法である，の4点である．以下，それらについて説明する．

(1) 集団で実施される

プログラムは診療報酬上での精神科デイケア，作業療法，集団精神療法で実施されているが，その目的は集団療法としての治療的効果である．他者の行動が自己に影響を及ぼし，協働した作業や役割分担を体験して業務的感覚を取り戻すこともでき，対人関係の課題を扱う練習の場としての役割がプログラムのベースである．また，スタッフにとっては利用者の言動を観察して評価を行う場であり，主治医にとっても診断を確認する場ともなる．

同じような悩みと目的を持つ仲間は復職後の大きな支えとなり，プログラム参加により得られる大きな収穫となる．しかしながら，なかなか得られない友人であるため相互の距離が取れない場面もある．社会人としては適度な距離感を持ちつつ仲間としての関係性を維持していくことも重要であり，必要に応じてスタッフが介入をしなければならない時もある．

(2) 対象を限定している

気分障害圏や不安障害圏のような一定の範囲の疾病に限ってプログラムを実施している施設が多い．プログラムの対象者を休職中に限定して復職を支援するのか，失職中の利用者も受け入れて就労支援も行うのかによっても集団は大きく影響を受ける．失職中の利用者を受け入れているリワーク施設でも，失職後一定期間に限っている施設が多い．均一な集団でプログラムを実施していくことは，スタッフの負荷を減らす点からもプログラムの円滑な運営を行う上でも欠かせない．

(3) リハビリテーションの要素を持つ

プログラムは医療機関で行われる治療の一環としてのリハビリテーションである，という位置づけが重要である．プログラムの開始に際しては適切な薬物療法により症状が改善し，的確な生活指導による生活リズム，とりわけ睡眠覚醒リズムの回復，が達成されていなければならない．

したがって，主治医の役割は重要であり，プログラムを提供する施設の医師が主治医であることが最も望ましいが，十分な利用者数が集まらない施設では，施設外に主治医が存在せざるを得ない場合もある．この際にはリワーク施設のスタッフや医師と外部の主治医との情報共有が極めて重要となり，リハビリの成否のカギを握る．

プログラム開始後は，病状の安定度やプログラム利用の継続性などを指標として，利用日数を増やして高度な内容のプログラムへと導入し，段階的に負荷をかける．症状が悪化して参加が困難となった際には，中止とする必要があるが，プログラムが中止となってもその状況や理由に休職に至るメカニズムを解明する大きなヒントが隠されている場合が多いので，その経験を活かすことが大切である．一定期間の利用が維持されれば，利用は終了となる．

これらプログラムの開始，段階的負荷のかけ方，中止，終了のそれぞれの要領は施設により様々であり統一的なものはないことより，今後の検討課題として残されている．そして，リワークプログラム参加中にスタッフによる評価が行われ，どの程度の安全性で復職に臨めるかの復職準備性評価[12]が行われる．評価結果は本人の了解の下で復職時の重要な情報となる．

(4) 心理社会療法である

実施されるプログラムは以下の目的で構成されている。

第一の目的は，自らの症状を把握して病状の安定度を測り，悪化の兆候があれば早期の対処を行うための「症状や体調の自己管理」である。

第二の目的は，自己管理のためには自分の病気を知ることが症状などの理解に対して必要である。「疾病教育」などを通じて，疾病の成り立ちや治療法，予後などを学び，客観的に自己の症状を観察してその管理を行うことが出来るようになる。

第三の目的は，病気の理解がなされ，自己の症状がモニターできても，何故自分が病気となったのかの「洞察」が必要である。発症のメカニズムは似ていても人によってそのモメントは異なり，再発予防には自分なりの発症メカニズムの理解が必須である。とかく自分を取り巻く環境要因に対して目が向きがちであるが，自己の内的要因に十分に目を向けないと再発予防は困難である。

第四の目的は，気分障害に特徴的な認知の歪みや考え方，物事の受け取り方のパターン化された思考などを修正する方法を学ぶことである。具体的には認知・行動療法等の「心理療法」が用いられる場合が多い。

第五の目的は，集団での協働作業の中での「コミュニケーション能力」の回復である。職場に戻った際にすぐに必要とされることであり，また，言いにくいこともアサーティブに表現する言動を身につける必要もある。

第六の目的は，これまでの就労経験の中で発症したことを通してこれまでを振り返り，今後の働き方や生き方をもう一度考え，「キャリアの再構成」を行うことである。病気について知識を得て，自分の症状をモニターしながら，休職した理由を環境ばかりではなく自己の内部にもあることを知ることによって，自己の働き方ばかりではなく，生き方まで変容させていく。

このように bio-psycho-social な視点がプログラムの背景にあり，医療機関で実施されるプログラムは，心理社会療法に位置づけられる。

d. リワークプログラム開発の今後の方向性

行政による地域障害者職業センターで実施されるリワークがあるが，プログラム内容は似ているものの職業リハビリの側面が強いのに対し，医療機関のプログラムは薬物療法等による症状の安定性を確認しながら実施されるリハビリテーションである。理想的には医療機関でのリワークに参加後，地域障害者職業センターのリワークで職場との連携を行い復職することが望ましいが，時間的にも困難であり実際的ではない。今後の展望として医学的リハビリに職業リハビリを機能として併せ持ったリワーク施設が必要となろう。現在の医療機関でのリワークプログラムは，診療報酬の枠内でデイケアや作業療法などとして実施されているが，今後は独自の枠組みでの取り組みがなされる必要性を強く感じる。

文献/URL

1) 五十嵐良雄：精神科医療機関におけるうつ病・不安障害で休職する患者の実態とリハビリテーションのニーズに関する調査研究および復職ガイドブックの作成事業．日本精神科診療所協会誌，188：158-166, 2010.
2) 笠原　嘉：「うつ病の臨床的分類」再論，精神経誌，107：523-528, 2005.

3）樽味　伸，神庭重信：うつ病の社会文化的試論―特に「ディスチミア親和型うつ病」について―．日社精医誌，13：129-136, 2005.
4）阿部隆明：未熟型うつ病．最新精神医学　6：135-143, 2001.
5）加藤　敏：精神病理（2）現代日本における不安・焦燥型のうつ病の増加，精神科，1：344-349, 2002.
6）Akiskal, H.S.：The bipolar spectrum：new concepts in classification and diagnosis. In Psychiatry update：American Psychiatric Assocication annual review. (ed. Grinspoon L), American Psychiatric press, Washington, D.C., 1983.
7）五十嵐良雄：うつ病のリハビリテーション現場からみえる現代のうつ病，臨床精神医学，37(9)：1121-1123, 2008.
8）秋山　剛，他：心の病からの職場復帰，現代のエスプリ別冊，pp208-221, 至文堂，東京，2004.
9）五十嵐良雄：医療機関最前線のメンタルクリニックの復職支援に果たす役割，精神科臨床サービス，6：65-70, 2006.
10）五十嵐良雄：デイケアにおける復職支援，デイケア実践研究，13（1）：63-76, 2009.
11）五十嵐良雄，福島　南：気分障害，不安障害を対象としたメンタルクリニックにおける職場復帰支援，別冊医学のあゆみ，pp143-148, 2010.
12）秋山　剛：うつ病休職者の職場復帰準備性―リワークプログラムにおける標準化評価シート―，http://www.utsu-rework.org/info/no15_02.pdf

〔五十嵐良雄〕

B. 総合病院における復職支援デイケアの実践

　2007年10月より,「復職支援デイケア」（大規模）を開設し,以来2年半が経過した。当初週3回の運営であったが,2009年4月より週5日のデイケア運営に至っている。また,専従スタッフも,精神保健福祉士を新たに加え,作業療法士1名,看護師1名の計3名となり,利用者に対するきめ細かなケアを提供できる環境が整っている。非専従のスタッフとして臨床心理士を1名配置している。利用者の方には専従スタッフが担当としてあたり,個別にプログラムの設定,相談・面接を行っている。その甲斐あって「ショートケア」,「デイケア」を含めると,登録者は常時30名～50名程度おり,ご本人の適性や復職の時期等に合わせた形でグループを利用していただいている。
　本項目では,当院デイケアのプログラムの概要を紹介する。

a. リワークをめぐる現状

　近年,従来の医療機関や各都道府県障害者職業センター等が中心的な役割を担ってきたリワークも,裾野に急速な展開がなされている。制度面では,厚生労働省が労働災害補償制度の2010年度労災診療算定基準の一部改定を行い労災認定を受けた「精神科受診中の者」が,職場復帰支援サービスを利用する際,「職場復帰支援加算　200点」が加算されることになった（2010年度厚生労働省労働基準局労災補償部課長通達）。
　また,東京都による精神疾患による休職者の職場復帰に向けての「リワークプラザ東京」の設置や,市区町村,地域活動支援センター等においても独自のリワーク機関を設置するなど,制度面や職域,設置母体にも広がりを見せている。
　また,うつ病や,復職に関する書籍が多数出版されており,インターネット,テレビ,新聞や週刊誌等でも復職デイケアが紹介される機会が増えている。
　しかし,実際自分がうつ病と診断された場合,「うつになったことへのとまどいや,残してきた仕事,家族や自分の将来のことなど,不安は絶えない」と言う利用者の声は,日々変わることなく,さらなる制度面の支援や,リワーク資源へのアクセス確保は急務である。
　女性の職場復帰支援についての需要も増えてきている。既婚者では晩婚化という社会の流れの中で,30代半ばでの出産も増え,職責も重くなり,子育てとの両立がかなりの負担となる。更に親の病気の看病などが重なり結果として過労からうつ病を発症するなど,労働環境のみならず,ライフサイクルにおける家族や生活スタイルの変化の影響も大きくなってきているようである。

b. 当院デイケアのプログラムの概要紹介
　～インテーク（初回面接）から参加の決定まで～
（1）デイケア利用までの流れ（図1）
　当院では,当院受診者と他院,診療所からの紹介でいらした利用者の受け入れを行っている。利用者は,主治医を変えずに,デイケアのみの受診を可能としている。
　3～6ヶ月程度が見込まれるデイケア実施のために,主治医を変更することに対する利用者の精神的な不安や抵抗は少なからず存在する場合が多い。こうした利用者の気持ちの上での負担を軽減

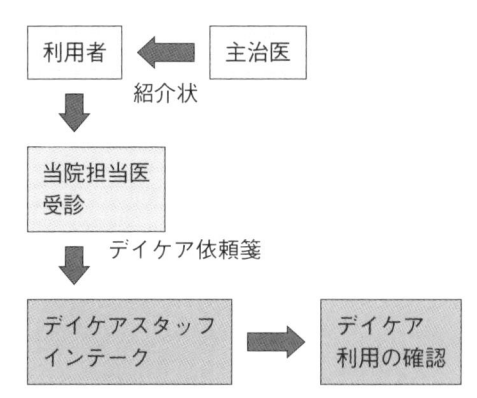

```
利用者 ← 主治医
  ↓ 紹介状
当院担当医
受診
  ↓ デイケア依頼箋
デイケアスタッフ
インテーク     → デイケア
              利用の確認
```

図1　デイケア利用までの流れ

し，主治医変更に躊躇している時間的なロスも最小限に収めることができる。

現在では，60％を超える利用者は，他施設からの紹介された利用者である。

他施設からの利用者は，主治医からの紹介状を書いてもらい，当院「担当医」の診察により，状態確認の上，デイケア参加可能の判断後，デイケア依頼箋を発行，デイケアスタッフのインテーク，オリエンテーション後，参加の日程を決定する。

(2) インテークおよびオリエンテーション

導入にあたり，デイケアスタッフによるインテークおよび，オリエンテーションを行う。

利用者の病態や症状レベルは多様である。参加当初の利用日数・時間は，医師の診断書，デイケア依頼箋，ご本人の状態，要望，休職期間および回数，休職に至る経緯，職場環境等について医師から十分な情報を得た上で決定する。

そのほか，生活リズム（起床，就寝時間，睡眠の様子），生活習慣（特に午前中の活動性，食事，アルコール，ドリンク剤等の過度の摂取，日内変動，活動のムラ等），休職期間中の明確な生活目標の有無，年齢，体力（エネルギーの水準），利用可能期間等を総合的に判断した上でデイケア利用を決定する。

その際，当面の利用期間に応じたプログラム回数の段階的なリハビリテーション目標を提示する。

(3) インテーク面接時の留意点[1]

- 焦燥感の強い利用者への対応：復職への焦りから「もっと増やして欲しい」等と要求してくることが多い。こうした要求に安易に応じてしまうと，実際に参加開始時点からの欠席や，遅刻，あるいは過剰な努力による疲弊を誘発しやすく，結果として自己評価を下げ，デイケア脱落につながることもあるので注意が必要である。
- 隠れた双極Ⅱ型障害の兆候：五十嵐[2]は，「リハビリプロセスでの治療上の工夫」により「双極Ⅱ型障害の診断が可能になることもある」と言う。白衣をまとわず「先生」と言う呼称で呼ばれない普段着に近い姿のデイケアスタッフには，医師には語らない隠れたエピソードが語られることも多い。そのため，殊に「過活動」や「高いムード」等の双極Ⅱ型障害の兆候[2]が過去に存在したかどうかを問うことにしている。
- 休職期間や職務規定などについて，多くの利用者は熟知しているわけではない。インテークの際に会社に，これらの事項について確認をするよう促すことも必要なことが多い。
- モチベーションの再確認，過度の期待（プログラムに参加すれば，復職できるという安易な考え

など）に対して，明確にプログラムの限界を明示しておくことも重要である。
- 原則として，プログラムは必要な課程であり，「DAILYなCARE」を行うことによってのみ効果は検証されている．一部のプログラムのみ利用したい，と言う要望には応じていない．
- 長期間にわたる休職自体が本人にとって大きなストレスとなることは言うまでもない．睡眠障害や気分の不安定さから，決まった日課や一定の集中力や持続力を要する課題を達成したり維持することができず，生活目標を失う者も多い．自力では解決できないような精神的，あるいは生活上の障害を二次的に来たしている者も少なくない．こうした，不安定な状態は更に自己評価を下げる結果となり，復職へのモチベーションを回復するまでに多くの時間を要する事もある．

c. プログラム

プログラムは図2の通りである．

プログラムは原則として固定している．週替わり・月替わりの方法もあるが，労働生活という極めて日常的な生活を考慮しての配慮である（タイムスケジュールは図3）．

(1) プログラムの目的

①職場復帰への準備性を高める．

②復職後の職業生活継続に向けて再発予防のための支援を行う．

③企業，職場などに対し，復職審査などに向けての判断資料の提供を行う．

以上を主目的とする．09年の厚生労働省の「こころの健康問題により休業した労働者の職場復帰支援の手引き」（改訂）にあるように，「事業場外資源」として，企業・職場のラインケア，社内産業保健スタッフ等ケアにつないでいく役割を担う．

中でも，再発の予防はリワークの最も重要な課題であり，以下(2)に挙げる「7つの支援」は，その中核をなす実践である．

(2) 当院職場復帰支援デイケアにおける7つの支援[1]（一部改変）

1. 生活習慣改善支援

　生活リズムだけでなく，生活に目標や役割を回復し，活動と休息等の『バランスの取れた生活習慣の回復』を目指している。規則正しい生活リズムの回復は，五十嵐[3]や岡崎ら[4]も指摘しているように，症状の改善と共に，リハビリテーションの初期には最も重視される事柄の一つである。

　しかし，利用者の中には，生活リズムが崩れており，その建て直しからはじめなければならない者も多い。「睡眠障害」や，「夜更かし」，「調子の良い時の過活動」など，行き当たりばったりの生活や，目標が持てず，「することがないから」と日中を寝て過ごしてしまうなど，本人らしさが損なわれるほど生活習慣が乱れているケースもある。

　当院では，こうしたうつ病の特性に合わせて「**生活習慣プログラム**」（1クール12回）を新設し，「睡眠」や，「活動」，「休息」等の生活習慣についてスタッフを交えて，発病前後と，現在のデイケアを利用しての生活の変化について振り返り，利用者が自身の生活上の問題を明確にし，復職後の生活改善に役立てるようにしている。

　特に，生活習慣の構造を欠きやすい自宅療養からの離脱は，リハビリテーションへの第一歩であり，患者が利用者になる上での最初の努力でもある。

　「翌日」，「1週間」，「1ヶ月」というスパンで生活をとらえ，現状の本人の状態への気づきを促し，目標を持ち，予測を立てて行動する。そうした一つ一つの行為が「習慣化」（半自動的な行動のパターン化）され，生活が構造化されると行動を起こす時のエネルギーを最小限に抑えることができる。習慣は，行為を行う際の負担を軽減するのである。

　プログラム終了段階，あるいは復職後，『自分は生活習慣をどのように変えることで安定したか？』ということを自然に振り返るようになり，身につけた新しい習慣を崩さないための歯止めとなっていることもある。

2. 基礎的作業能力回復支援

　課題への従事，集中・持続力を高めることは，リワークの中で最も重要にして中心的な活動である。「オフィス・ワーク」では，自らの状態を意識し，それに応じて繰り返し活動に臨むことにより，集中を持続するための適度な休息のタイミングやペースを身体感覚として身につける。活動は，時間で厳格に区切り，時間が来れば活動の途中であっても強制的に終了する。業務の区切りは，「あと少し」の連続であり，基本的に区切りがつきにくい性質を持っている。うつ病患者は，家事や業務に集中し時間を忘れて没頭してしまう傾向がある者が多いため，時間で区切ることも，業務課題と自己が一体化しないための工夫である。

3. 基礎体力回復支援

　身体活動を通じ，運動の習慣を身につけられるよう支援をしている。易疲労感や，億劫感が強い回復期では，日頃臥床がちな利用者が多く，運動の習慣を持っていない場合が多い。運動を生活の中に取り入れやすいように，軽度で楽しめる活動を通して，生活体力や労働体力を回復・向上するようにプログラムを構成している。

　身体活動，殊に軽度の運動が不安や抑うつを和らげることは経験的に明らかである（exercise psychologyなど）が，「メンタルヘルスの改善を意識した運動」に関しては，『「今行っていることをどう感じているか」という認知的評価が肯定的かどうかが重要なポイントであると思われる。』[6]と言われている。

　当プログラムにおいては，約30分のウォーミングアップ（ストレッチング）後，ウォーキング（2〜5 km）や，室内活動を行う。室内では，卓球や，wiiなどのゲームソフトをプロジェクターで大画面に映し出すことにより，普段の生活では得にくい多様な身体の動作を出したり，他者とのコミュニケーションが自然に生まれるように配慮している。

4. 再発予防のための心理教育支援

　心理教育による生活の振り返り等を行い，主に病気や薬物療法，生活習慣などについて理解を深め，対処法などについても意見を出し合う形で進めている。利用者の多様性を考慮し，利用者の中から出てきた質問や疑問を取り上げ，1つのテーマについて2回のセッションを行い，隔週で医師の協力を得て，ミニ・レクチャーや質問，相談などが受けられるように細かな配慮を行っている。

　殊に，医師が応える「質問コーナー」は 40 分の時間を設けているが，ほぼ毎回絶えることなく時間いっぱい質疑応答が活発に行われおり，利用者が，ユーザーと言う立場で医師と対等に話ができる機会の必要性を実感させられる。

5. ストレスに対する対処技能獲得支援

　TEG を用いて自身の性格傾向や行動パターンの把握，アサーション等のコミュニケーションスキルを学ぶ。また，自身の心身の状態に気づき，リラックスに向けるための対処法の1つとして，筋弛緩法，自律訓練法などを行う時間をとっている。

　各種ツールや資料を用いての振り返り作業，他メンバーとの話し合いにより，ストレスについての今までの自身の対処傾向に気づき，新たな対処法のエッセンスを得るきっかけとなる。

6. コミュニケーションスキル支援

　5.の実践編という位置づけである。2〜5名ほどの小グループで，課題や作業を進めていく形を取る。他者との間に生まれた「やりとり」を通じて，各々が持っているコミュニケーションスキルの体験や確認をする。自身のコミュニケーションパターンへの気づきを深めるため，各グループで，その時のやりとりや過程について振り返る話し合いの時間を設けている。

7. 通勤の練習

　単にデイケアに通うだけでなく，復職の見通しがついた段階（1〜2ヶ月前）から，自宅から職場まで，実際に通ってみることを課題としている。「自分は大丈夫」等と言う者の中に，実際に通常の勤務時間帯にスーツを着て出かける際，頭痛や腹痛を起こしたり，電車内で気分が悪くなり途中下車するなど，職場に行くことに対する恐怖に近い反応を示す者も少なくない。こうした場合，通勤時間帯をはずしたり，休日を利用し，まず，駅まで行くなど，系統的な脱感作を利用する場合が多い。対処を利用者と共に考え実行してみることで，会社まで行かれるようになり，診断書を自分で提出しに行ったついでに同僚や上司に挨拶をしてくるなど，想外の収穫が得られることもある。

　これらの「7つの支援」の柱を横軸とし，デイケア利用者が本人の復職支援の進捗状況により，グループや活動を組み合わせ，多層的で利用者にとってオリジナルなプログラムを構成していく（図4）。

月	火	水	木	金
オフィス・ワーク/自主活動	オフィス・ワーク/自主活動	コミュニケーション・スモールグループ	心理教育プログラム	オフィス・ワーク/自主活動
休職生活のエッセンシャル・ファクター	ストレス・マネジメント・プログラム	オフィス・ワーク/自主活動	ボディー・ワーク	グループ・ミーティング・自由活動

図2

9:30	10:00〜12:00	12:00〜13:00	13:00	13:30〜15:30	15:30	16:00
朝のミーティング	プログラム活動	デイケア：昼休み ショートケア：帰りのミーティング	昼のミーティング	プログラム活動	帰りのミーティング	

- デイケア　　　　　　9:30〜16:00
- ショートケア　AM　9:30〜12:30　（午前のみの活動）
- ショートケア　PM　13:00〜16:00　（午後のみの活動）

図3

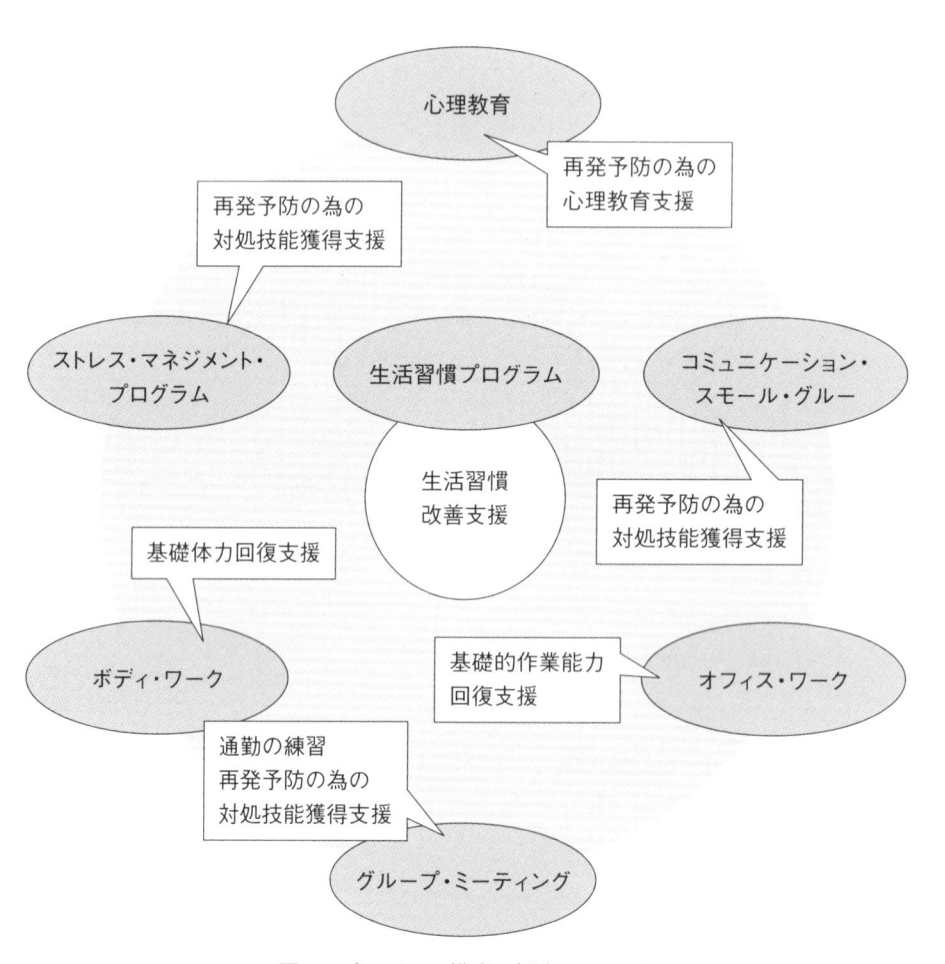

図4　プログラム構成の概念イメージ

文献

1) 大塚 太, 時田征人, 松田由美江, 砂川裕之, 桂川修一, 黒木宣夫：平成21年度厚生労働科学研究費補助金（労働安全衛生総合研究事業）　研究課題名：メンタルヘルス不調者の効果的な職場復帰に関する調査研究　分担研究報告書　「大学病院における復職支援デイケアの実践」

2) 五十嵐良雄：うつ病, 不安障害を対象としたメンタルクリニックにおける職場復帰支援. 医学のあ

ゆみ vol219No13 : 1002-1006. 2006.
3) Benazzi F : A prediction rule for diagnosing hypomania. Progress in Neuro-Psychopharmacology and Biological Psychiatry Volume 33, Issue 2 : 317-322. 2009.
4) 五十嵐良雄：医療機関最前線のメンタルヘルスクリニックの復職支援に果たす役割．精神科臨床サービス．6：65-70. 2006.
5) 岡崎　渉，他：総合病院における復職に向けたリハビリテーション．精神科臨床サービス．6：60-64. 2006.
6) 竹中晃二：スポーツと脳および精神活動メンタルヘルス改善影響を与える運動・スポーツの実践　臨床精神医学　31（11）：1315-1320. 2002.
7) 菅原　誠，他：「復職できるうつ」と「復職が困難なうつ」．精神医学．49：787-796. 2007.

（大塚　太，黒木宣夫）

C. 地域障害者職業センターにおける職場復帰支援（リワーク支援）

　地域障害者職業センター（以下，センター）は，障害者の雇用の促進等に関する法律に基づき，独立行政法人高齢・障害・求職者雇用支援機構が各都道府県に設置している機関であり，障害者職業カウンセラーが配置され，ハローワーク（公共職業安定所）等の関係機関との密接な連携の下，各都道府県における中核的な職業リハビリテーション機関として，地域に密着した職業リハビリテーションサービスを実施している。

　センターでは，うつ病などで休職しているご本人とその方を雇用する事業主の双方に対して，主治医との連携のもと，職場復帰のためのサポートとして「リワーク支援」を行っている。

　リワーク支援は，障害者職業カウンセラーが，支援対象者・事業主・主治医との相談等を通じて，本人の状態や事業主の意向，職場復帰に向けた活動を開始する時期や進め方など，職場復帰への課題や対策を話し合いながら整理し，職場復帰の進め方や目標について，支援対象者・事業主・主治医が共通認識を持てるように3者の合意形成（コーディネート）を図ることから始まる。

　コーディネートの段階では，対象者に対して「職業評価」を実施し，面接をはじめ，必要に応じて心理検査等を行い，対象者の状況や特性，職場復帰に係る具体的な意思を確認している。事業主に対しては，必要に応じて訪問する等により職場復帰に関する具体的な意思等を確認するとともに，当該企業が配置している産業医等に意見を求める等により，必要な情報の収集を行っている。また，症状が安定しているかどうか，職場復帰支援を実施しても差し支えないかどうかを把握するために，

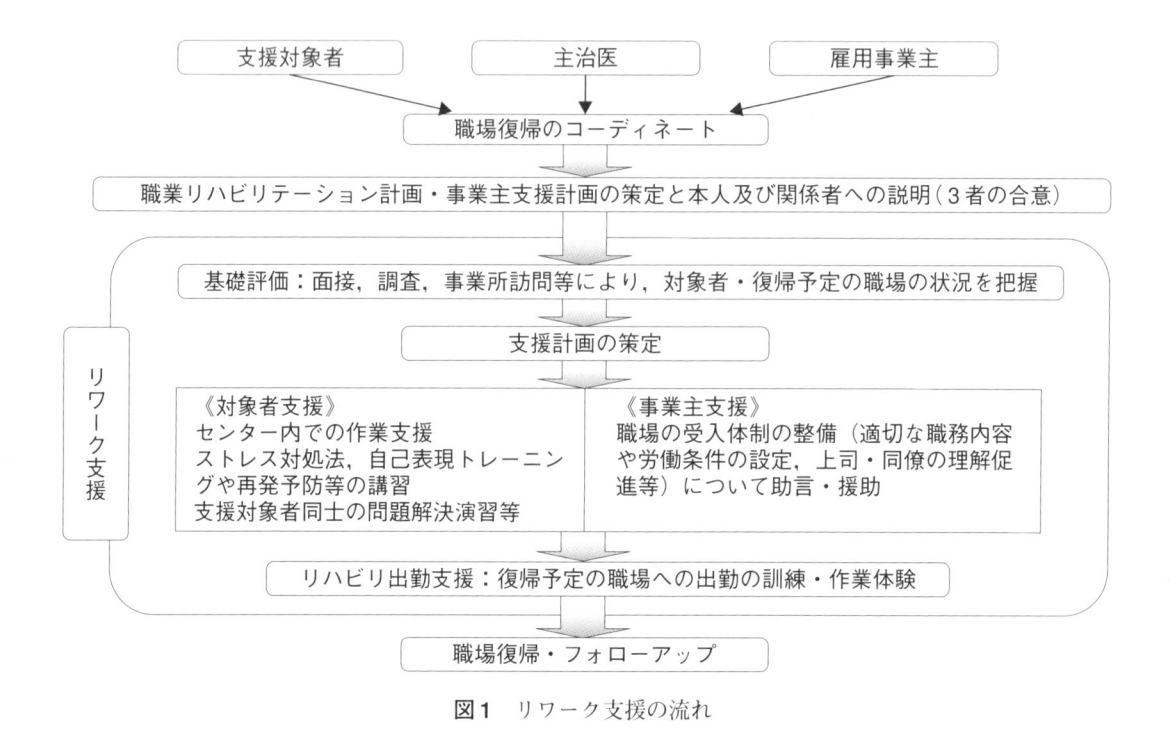

図1　リワーク支援の流れ

対象者の了解の下で，主治医に，対象者の症状，治療状況等の支援に参考となる情報や支援に際して留意すべき点についての医学的見地からの専門的助言を依頼している。職業評価の結果や事業主からの情報，主治医の意見書等で把握した内容を基に，一人ひとりにどのような支援が必要なのかを検討したうえで，職業リハビリテーション計画を策定し，リワーク支援を行うことが職場復帰に向けて効果的であると判断された者に対して，支援を実施している。

【リワーク支援の内容】（以下の内容を個々の必要性に応じて組み合せて実施）
① 社会生活リズムの再構築，基礎体力，集中力の回復
　規則正しい生活リズムを整えるとともに，勤務に必要な体力や集中力を段階的に回復
② 障害の理解，ストレス・疲労の自己管理の習得
　自己の障害特性，ストレスや疲労の程度の認識，ストレスの軽減，解消方法を体得
③ コミュニケーション方法の習得
　職場における断り方，挨拶の仕方等の職場復帰に必要な基本的対人対応力を体得
④ 職場復帰後の新たな職務や環境に対する対応力の向上
　本人自身が職場復帰後に当面取り組む再発予防策に関する検討・整理が行えるよう支援
⑤ キャリアプランの再構築
　本人自身が現状を踏まえた上で復職する職場，職種やその後のキャリアプランに関する検討・整理が行えるよう支援

リワーク支援開始後は，基礎評価として，パソコンを使った数値・文章入力，作業日報の集計などの作業能力を把握する検査や面接を行い，対象者の性格，気分・体調の状態，病気の自己管理，職場復帰への課題等を把握した上で，より具体的な支援の内容や目標を定めたリワーク支援計画を策定し，センター内での作業や体調・気分の自己管理，講習（詳細は主なカリキュラムの内容を参照）を実施している。

職業リハビリテーション計画及びリワーク支援計画の策定にあたっては，対象者や事業主に同意を得ることと合わせて，主治医に対しても支援計画の内容について説明し，対象者の病状の把握，支援実施上の留意点の確認等を行っている。

なお，支援の期間は対象者個々に設定するが，標準的には12〜16週程度である。

リワーク支援計画に基づき行っている実際のカリキュラムは，職場復帰を意識した内容になっている。具体的なカリキュラム例は下記のとおりである。

リワーク支援期間中は，本人に対する支援と合わせて，事業主に対して，支援の状況を適宜報告するとともに，職場復帰にあたっての適切な職務内容や労働条件，職場復帰の受入に向けての上司，同僚等の理解の促進，職場復帰後の支援対象者の状況把握や対処方法，家族や主治医との連携の方法等についてアドバイスを行っている。また，支援対象となる事業所の産業医等産業保健スタッフとの連携を図り，支援実施状況の情報提供を行っている。

支援期間の後半になり，職場復帰が間近になった利用者に対しては，必要に応じて試し出勤を行い，職場復帰後の勤務時間などの労働条件を職場と調整し，受入体制を整えている。職場復帰後も必要に応じて継続的にフォローアップを行うとともに，「職場適応援助者（ジョブコーチ）による支援事業」（障害者が職場に適応できるよう，障害者職業カウンセラーが策定した支援計画に基づ

	月	火	水	木	金
10時～	朝のミーティング・体操・体調チェック	図書館の利用やウォーキングなど、自己の取組み	朝のミーティング・体操・体調チェック	図書館の利用やウォーキングなど、自己の取組み	朝のミーティング・体操・体調チェック
10時20分～	作業		講習		作業または個別相談
12時～	昼休み		昼休み		昼休み
13時～	作業		講習		講習
14時40分～	体調・気分の自己管理		体調・気分の自己管理		体調・気分の自己管理
15時10分～15時半	1日の振り返り		1日の振り返り		1日の振り返り

図2　リワーク支援の週間カリキュラム例

【主なカリキュラムの内容】
《作業》読書，ドリル，事務課題（数値チェック，請求書作成など），パソコン作業，資料作成など
《体調・気分の自己管理》日誌，活動記録票の記入など
《講習》自己表現トレーニング（アサーションなど），問題解決演習，ストレス対処法など

きジョブコーチが職場に出向いて直接支援を行う事業）を実施している。

　主治医に対しても，本人の通院状況を見ながら適当な時期に，センターの担当者が主治医に支援状況等の説明を行い，支援の進め方について助言を得ている。支援期間の途中で，支援の内容や期間を変更する必要が生じた場合にも，事前に主治医に説明し，助言と同意を得たうえで，支援を行っている。

　リワーク支援の利用者は，2008年度は874人，2009年度は1,447人であり，そのうちの約8割が職場復帰している。リワーク支援の利用を希望する者は年々増えており，2010年度は1,779人が利用している。精神障害者の個別の状況に応じたより効果的な支援を行うためには，主治医をはじめ，産業医，保健師，地域の医療機関とのより一層の連携が必要であり，産業精神保健に関わる医療従事者の皆様には，リワーク支援を有効に活用していただくとともに，連携・協力関係の構築にご協力をお願いしたい。

　■各センターの所在地，電話番号等は当機構ホームページに掲載
　　http://www.jeed.or.jp/jeed/location/loc01.html
　　　　　（独立行政法人　高齢・障害・求職者雇用支援機構リハビリテーション部　総括調整室）

D. 精神保健福祉センターにおける職場復帰支援

a. 休職者・離職者に求められる多様なリハビリテーション

　長期休職者の4割〜6割はメンタルヘルスの問題が原因で，そのうち8割以上がうつ病休職者で，従業員の約1％を占めると言われている。なぜこれほどうつ病休職者が多いのか。我が国ではうつ病という病名が幅広く用いられ，一次障害としての発達障害，パーソナリティ障害などに起因する二次障害としての抑うつ状態も「うつ病」と称されていることが原因の一つであると考えられる。今日の職場復帰支援施設には，こうした広義の「うつ病」にも対応するためのリハビリテーションが求められているが，これが支援技法の混乱の一因になっている。さらに，職場復帰支援施設の多くが対象者を正社員の復職に絞っており，離職者や非正規雇用者への支援が置き去りにされているという問題もある。広義の職場復帰支援としての離職者への就労支援が必要であるが，取り組んでいる施設は極めて少ない。

　このような現状を踏まえて，東京都立中部総合精神保健福祉センターでは平成17年度より順次うつ病，統合失調症，発達障害，高次脳機能障害に対する復職，就労，復学のための，疾病毎に目的別に細分化した精神科デイケアプログラムを整備した（**図1**）。詳細はホームページを参照していただきたい（http://www.fukushihoken.metro.tokyo.jp/chusou/jigyo/tu_kunren/index.html）。

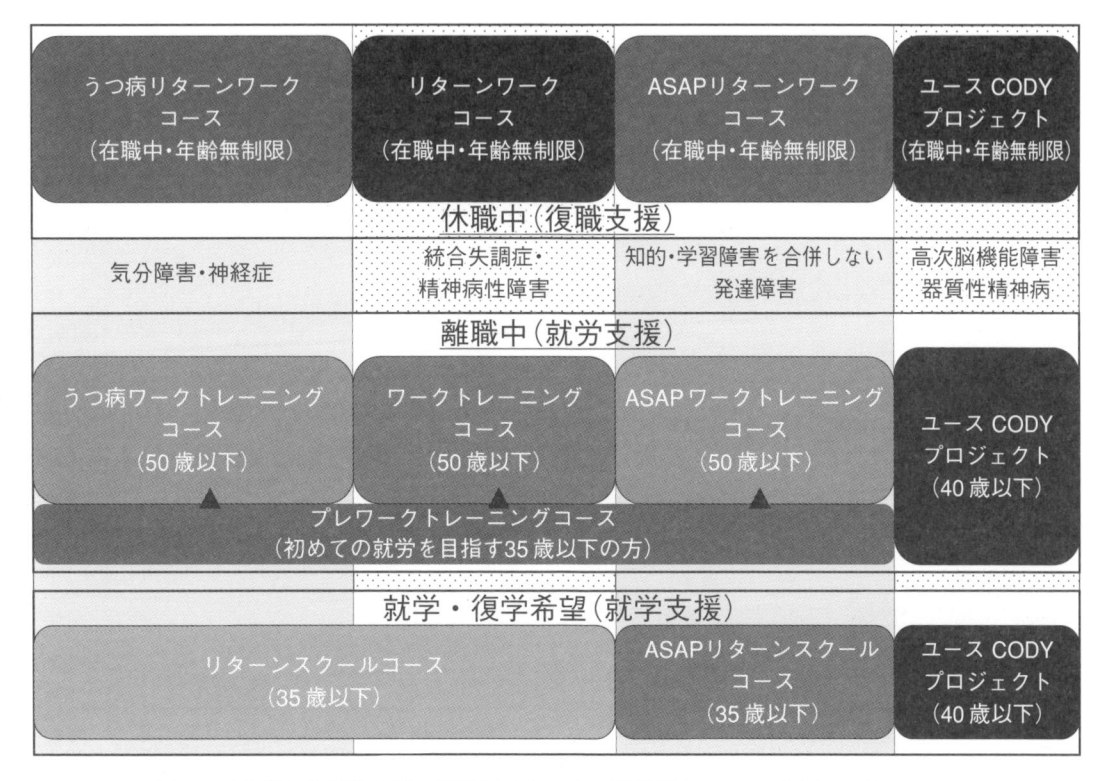

うつ病リターンワークコース（在職中・年齢無制限）	リターンワークコース（在職中・年齢無制限）	ASAPリターンワークコース（在職中・年齢無制限）	ユースCODYプロジェクト（在職中・年齢無制限）
気分障害・神経症	統合失調症・精神病性障害	知的・学習障害を合併しない発達障害	高次脳機能障害・器質性精神病

休職中（復職支援）

離職中（就労支援）

うつ病ワークトレーニングコース（50歳以下）	ワークトレーニングコース（50歳以下）	ASAPワークトレーニングコース（50歳以下）	ユースCODYプロジェクト（40歳以下）

プレワークトレーニングコース（初めての就労を目指す35歳以下の方）

就学・復学希望（就学支援）

リターンスクールコース（35歳以下）	ASAPリターンスクールコース（35歳以下）	ユースCODYプロジェクト（40歳以下）

図1 東京都立中部総合精神保健福祉センター精神科トータルデイケアプログラム

b. 障害特性に応じた「復職リハビリテーション」の実践

当センターでは，復職し，再休職を予防するために必要なリハビリテーションを，「復職リハビリテーション」として提唱している[1],[2]。「復職リハビリテーション」は，通勤訓練，職能回復訓練，再燃予防指導の3要素を，復職準備性に応じて通所安定期，復職準備前期，復職準備後期，通勤訓練期，復職安定期の5期に分けて個別に目標設定し，各要素を到達度に合わせて訓練することを目指している（図2）。

定員は40名で，6ヶ月以内の復職を目指している。正式利用開始前に，日常生活リズムを整えるための試し通所を2～3週間程度行う。申し込みから面接を経て試し通所が開始されるまでの期間は通常2週間程度である。

(1)「通勤訓練」

日常生活指導やスポーツプログラムによる体力強化に加えて，各時期に合わせた出席管理と指導を行っている。

(2)「職能回復訓練」

事務，技術系職種の利用者には，病状の程度や能力に合わせたデスクワーク課題プログラム「オフィスワーク」を，現業系の利用者には，「共同作業（クリーニング，木工）」を導入している。段階に応じた作業を設定し，職場で求められるレベルのアウトプットを出すことを目標として行っている。復職準備後期には，「アドバンストオフィスワーク」プログラムとして，作業時間と仕事量を設定した課題，グループ課題など，実践的な能力の確認を行っている。

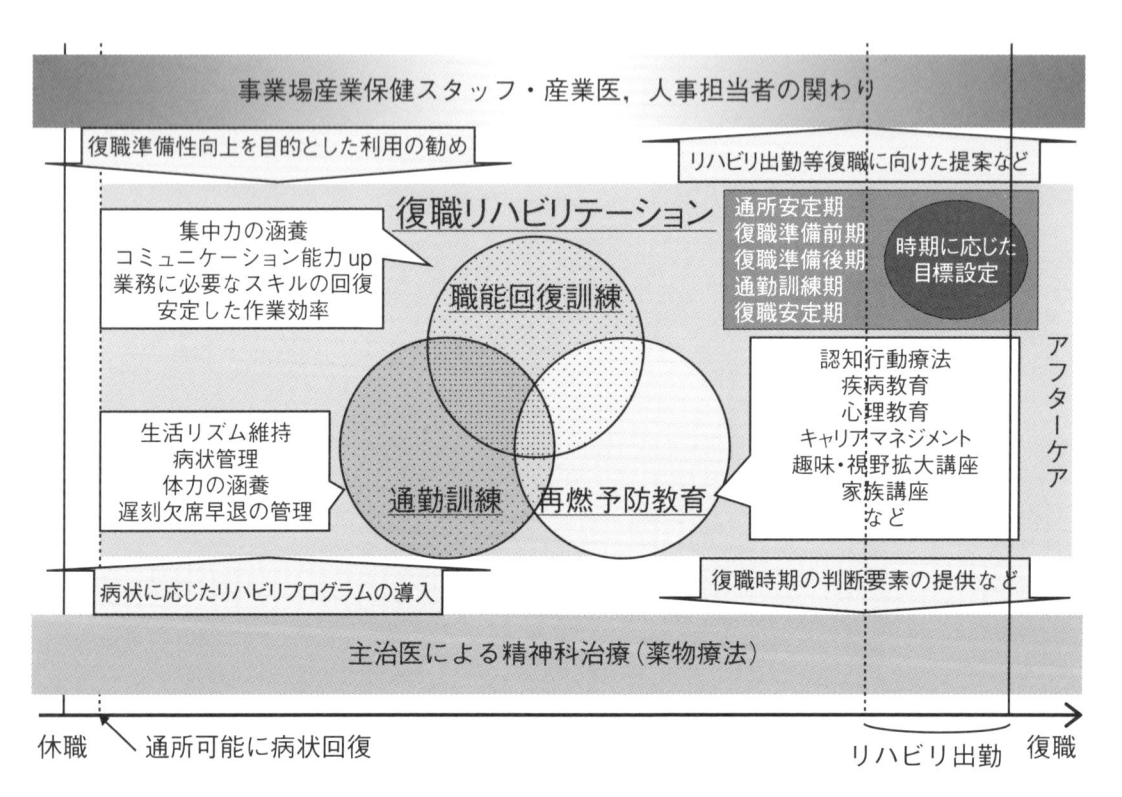

図2 「復職リハビリテーション」

(3)「再燃予防指導」

障害特性に応じたプログラムが求められる。うつ病は再燃する可能性が高い疾患であり，複数回休職する者も少なくない。復職4年以内に45％が1回以上再燃し仕事を休んでいるという報告もある[3]。厚労省の労働者健康調査によれば，労働者の最大のストレス要因は対人関係で，次いで仕事の量，質である。再燃を予防し，再燃時に適切な対処がとれるために，自らの疾病について知り，認知のパターンへの気づきを持ち，適応的な対人関係をとれるようになるための訓練，仕事の量的質的マネジメントの仕方を知ることが重要となる。近年，気分変調症や非定型うつ病などの軽症慢性型のうつ病による休職者が増加し，2009～2010年度の利用者の約7割が同型に該当した。当センターでは疾病講座，復職SST，コラム式認知行動療法，キャリアマネジメント，グループミーティングなどの多彩なプログラムにより多角的に認知の改善を目指すパッケージ型認知ケア療法を実践し，効果をあげている。

発達障害を一次障害として有する利用者に対しては，ASAP（Asperger Syndrome Assistance Program）という当センター独自の認知行動療法プログラムを実施している。ASAPは，基本的な対人関係スキル獲得と自己効力感の回復，疾病理解を目的にしたASAP-CBT，ロールプレイや問題解決法などSSTの技法を取りいれたASAP-SST，社会生活上必要となるマナーや集団適応改善獲得のためのASAP-LIFE，職場での場面を想定したASAP-WORK（福祉的就労対象）およびASAP-JOB（一般就労・復職対象）の各プログラムから構成されている。復職者の場合，ASAP-CBTやASAP-JOBを職能回復プログラムに加えて利用する場合が多い。この他，統合失調症，高次脳機能障害の利用者に対しても，疾病毎のプログラムを設けて障害特性に応じた職場復帰支援を行っている。

平成17年度うつ病リターンワークコース開始から2010年度末までの6年間に473人に復職リハビリテーションを実施した。この間415人が利用を終了し，復職（転職も含む）は376人（90.6％）であった。

c. 復職準備性の評価と職場との復職に向けた調整

当センターでは，様々な検査の結果に加えて，受け入れる職場の状況を総合的に判断して，復職準備性の評価をしている。検査ツールとしては，うつ病復職者の場合は，HAM-D（ハミルトンうつ病評価尺度），BDI-II（ベック抑うつ尺度），MADRS（モントゴメリ・アスベルグうつ病評価尺度），POMS（気分プロフィール検査），TEG（東大式エゴグラム），ロールシャッハテストなどを病状および性格傾向把握の目的で必要に応じて実施し，作業能力はGATB（一般職業適性検査），内田クレペリン検査などを実施して評価し，個別支援にフィードバックしている。他に，職場復帰準備性評価シート[4]やSASS（社会適応自己評価尺度）[5]などを復職準備性の評価の参考とするために実施している。

職場との調整を要する事例も少なくない。利用開始時点での職場の利用同意は求めていないが，円滑な復職に向けて，ケースバイケースで職場担当者や産業医，主治医と情報共有を行い，職場でのリハビリ出社や時短勤務などの時期や期間の調整を行っている。復職時期に関して休職者と職場の利害が対立する場合や，退職勧奨や転職をほのめかされている事例に対しては，原則として早期の復職を優先して職場と利用者の間の調整を支援しているが，転職支援に切り替えざるを得ない事例もある。

職場によっては，特に非定型うつ病や気分変調症などの軽症慢性型うつ病の概念について誤解し，

うつ病復職者に対してスティグマが形成されている場合がある。正しいうつ病概念の啓発のための講演やシンポジウムの開催なども職場復帰支援の一環として実施している。

d. 広義の職場復帰支援＝離職者に対する再就職に向けたリハビリテーション

　我が国の労働者の1/3（女性は1/2）は非正規雇用である。非正規雇用者の中にはうつ病になり治療と休息が必要な状態であっても、休むことが解雇につながるために休めずに病状を悪化させ、退職に至る事例も少なくない。正社員でも休職を機に転職や退職を余儀なくされる事例が後を絶たない。当センターではこうしたうつ病離職者に対するリハビリテーションを「うつ病ワークトレーニングコース」で行っている。

　当センター利用のうつ病離職者の傾向として、回避的な性格傾向と相まって就労への自信を喪失し、規定の休職期間に復職を果たせなかった、対人関係などの問題から抑うつ状態になることを繰り返し継続した就労が困難である、解雇になった現実を受け入れられず高いレベルの報酬を求めて現実的な求職活動ができない、という事例が多い[2]。うつ病離職者に対する「再就職リハビリテーション」に必要な要素として、①「就労準備性の向上」、②「職業選択の見直し」、③「安定就労実現のためのスキル向上」を当センターでは提唱している（図3）。①は休職者への職能回復訓練と重なる部分が多いが、②は復職支援以上にキャリアカウンセリングが重要になることや、職業観の見直しが求められる場合が少なくない。精神障害者保健福祉手帳を取得して障害開示就労を望む利

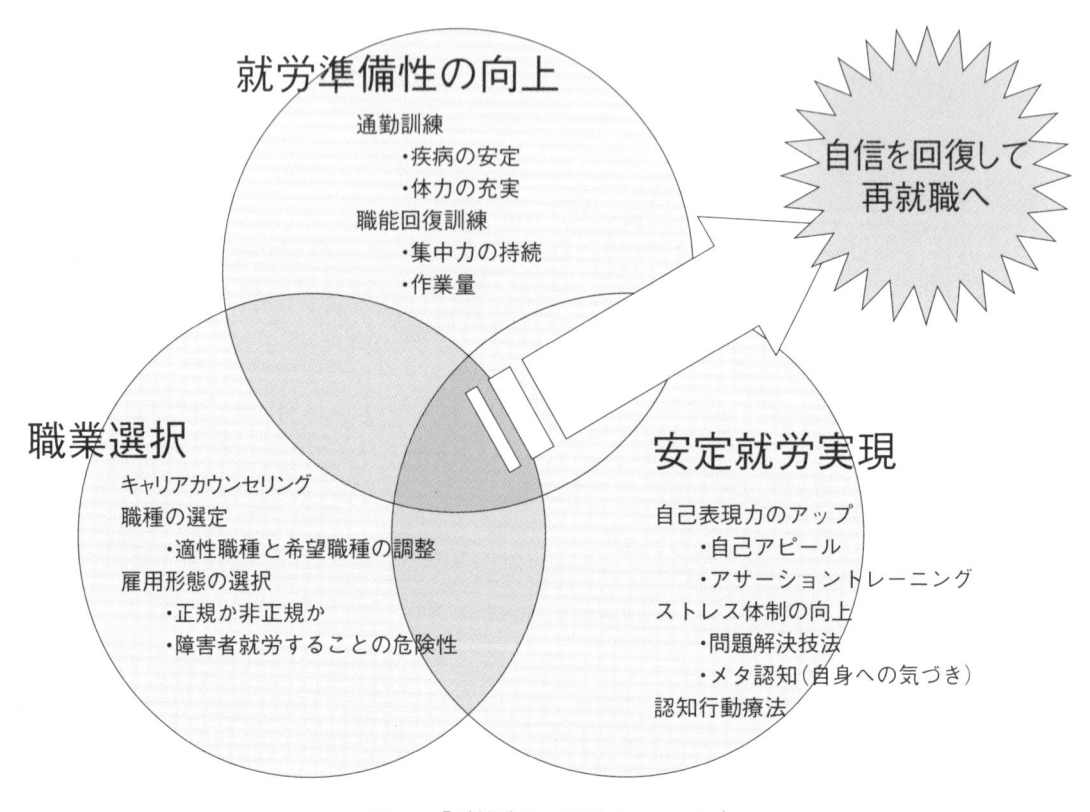

図3　「再就職リハビリテーション」

用者もいるが，安定して就労を継続できた場合に2年後の等級見直しの際に手帳非該当と判定され，障害者としての就労が継続できず解雇になる事例があることから，慎重に支援する必要がある。③では，アサーショントレーニングや認知行動療法が復職支援の場合より重要になることが多い。

当センターでは2009～2010年度に50名に再就職リハビリテーションを実施し，うち35名（70.0％）が一般就労した。

e. 復職や再就職を阻む要因とは

復職や再就職に向けた支援を行っていく中で，①性格的要因群，②職業適性・能力不適合群，③不適切診断・治療群，④生活環境問題群の4群に大別できる支援困難のグループが存在し，復職率，再就職率共に低い[1]。複数の群にまたがる要因を持つ利用者も少なくない。

(1) 性格的要因群
- 病状に比して休職期間が長く，生活に困らない限り復職や再就職をしない。
- 休職，退職後急速に気分は軽快し，趣味を問題なく楽しむ。
- 復職，再就職に向けた具体的な動きを開始すると強い不安焦燥感や身体症状を訴え，それを理由に復職や再就職の延期を主張する。
- 職場や家庭の環境のせいでうつ病になった。自らは被害者であると主張し，対象を非難するような発言を繰り返し内省に乏しい。
- 復職や再就職に対する不安が強く，主治医や職場に対して嘘をついたり，復職可能の診断書を捨てたりする。
- 職業適性や能力の問題はない。
- 詐病ではない。

以上の特徴に4つ以上当てはまる事例を性格的要因群とした。この群の利用者には，非定型うつ病，退却神経症，逃避型抑うつ，回避性人格障害，自己愛性人格障害などと診断されるような利用者を多く含む。約3割を占め，センター利用期間が長い傾向があった。心理検査上の特徴として，抑うつ状態の評価尺度の客観的評価は低いが，本人による主観的評価では重症と評価される乖離傾向が目立った。この群の利用者に対しては，認知行動療法やグループワークに加えて，復職や再就職に対して回避せずに向き合いつつ職場に向かう自信を回復させることを目的とした個別面接を行うことが有効であった。

(2) 職業適性・能力不適合群

職場で求められているスキルと本人の能力がミスマッチと考えられる事例を，職業適性・能力不適合群とした。約2割を占め，特徴として，休職期間が長い，複数回の休職をしている事例が多いという傾向があった。能力的に難しい，あるいは適性が不向きであるにも拘らず無理に仕事を続けて破綻して休職や転職を繰り返すという悪循環に陥っている事例に際しては，職場への異動の提案を行う，求職方針の変更を助言するなどの対応を行っている。

(3) 不適切診断・治療群

当センターでは退所時に行動観察および各種心理検査の結果も加味して，確定診断を行っている。当センターでは統合失調症圏あるいは発達障害圏と診断されたが，主治医からの診療情報提供書では気分障害圏や神経症圏と診断されていた事例を不適切診断・治療群とした。約1割を占めた。言動を通常の診察室での診察時間より長い時間をかけて観察し評価できる，精神科デイケアの精神科

医のセカンドオピニオンとしての役割について，より理解が深まりコンセンサスが得られることを期待したい．

(4) 生活環境問題群

独身で身近な相談者がいない，家庭環境に問題がある（離婚協議中など），休職あるいは離職期間合計が1年を超えている，アルコールやギャンブルへの依存，ゲームやネットへの依存に伴う昼夜逆転傾向，などの生活環境に問題がある事例では，復職や再就職が難しいという特徴があった．こうした事例に対しては，よりきめ細かい個別相談体制に加えて，職場との復職後の体制も含めたコーディネーションが有効であった．

f. 公設復職リハビリテーション施設拡大への期待

都市部に多い働き盛りの年齢の自殺の要因として，復職の失敗あるいは失職が考えられており[6]，自殺予防対策の側面からもうつ病休職・離職者への復職・就労支援は注目されている．自殺のリスクが高いうつ病者の着実な復職と就労を支援すること，日中参加できる場所を作ることで一定の自殺予防の効果を発揮できると考えられる．自殺予防対策を進める全国の自治体が，精神保健福祉センターなどにうつ病デイケアあるいはリワークデイケアを設置する方向にあり，今後普及が期待される．

文献

1) 菅原　誠, 福田達矢, 野津　眞, 他：「復職できるうつ」と「復職が困難なうつ」. 精神医学 49 (8) : 787-796, 2007.
2) 菅原　誠：精神保健福祉センターのうつ病休職者・退職者への再チャレンジ支援—精神科デイケアの新たな役割と可能性. 公衆衛生 72 (5) : 374-379, 2008.
3) 川上憲人, 樫村博康, 小泉　明：職場におけるうつ病者の経過と予後. 産業医学 29：375-383, 1987.
4) 秋山　剛：うつ病を中心としたこころの健康障害を持つ労働者の職場復帰および職場適応支援方策に関する研究（主任研究者　島　悟）. 厚生労働科学研究費補助金労働安全衛生総合研究事業　平成14〜16年度総合研究報告書：168-185, 2005.
5) 後藤牧子, 上田展久, 吉村玲児, 他：Social Adaptation Self-evaluation Scale (SASS) 日本語版の信頼性および妥当性. 精神医学 47 (5) : 483-489, 2005.
6) 島　悟：復職後のうつ病再発の問題. 臨床精神医学 35：1053-1057, 2006.

〈菅原　誠〉

2. 事業場の職場復帰支援

A. 民間の復職支援等

a. 復職をめぐる職場関係者の困惑

　民間企業におけるうつ病などの精神疾患（メンタルヘルス不調）による休職者は年々増加傾向にある。「産業人メンタルヘルス白書」（2009年度版）によれば，最近3年間で心の病が増加していると回答している企業のうち，復職のプロセスにおいて「まだまだ問題が多い」と回答している割合は59.8％にのぼり，一方で「特に問題はない」と回答した企業は21.4％にとどまっていることから，多くの企業で復職支援に苦慮している状況が示唆されている。精神疾患による休職者は，復職後の再発のリスクも高く，本人をどう受け入れ，どう支援してよいか，何をどこまでやればよいのか，人事担当者，産業保健スタッフ，管理監督者などの職場関係者が深く悩んでいる。具体的には，以下のような問題点が聞かれる。

1. 休職期間が遷延化し，満了ぎりぎりになって復職を申し出てくるため，判断を下す時間的余裕がない。
2. 復職に向けた本人の意欲が見られない。
3. 主治医の復職判断が，本人の強い依頼に基づくことが多く，業務を遂行できるほど病状が十分回復していないケースが見られる。
4. 診断書に配慮事項として「当面半日勤務で復職が望ましい」と書かれ，どう受け入れてよいかがわからない。
5. 焦って復職し，頑張り過ぎてしまい，ほどなく調子を崩し再休職に入る。
6. 復職後の業務遂行状況が芳しくないため，任せられる業務が洗い出せない。
7. 権利主張が強く，周囲から反感をかってしまい，職場の人間関係調整に困っている。

b. 復職支援制度の整備

　こうした諸問題の解決やリスク軽減に向けて，企業内でガイドライン作成に取り組む企業が出てきた。その作成にあたっては，以下のようなポイントを押さえておきたい。

1. 復職基準を明確にし，復職の可否はその基準に基づき，会社が判断する。
2. 休職開始から復職手続きを経て復職後に至るフローを作成しておき，本人や関係者（主治医，産業医，産業保健スタッフ，上司など）に周知しておく。
3. 復職支援に関わる関係者の役割を明確にし，連携をしやすい体制をつくる。
4. 休職中から本人の状況を定期的に把握する機会を設け，状態を確認しておく。
5. リハビリ出勤制度を導入する場合は，その受け入れ基準と期間，休職中か復職後のどちらの位

置づけか，自主的な利用かあるいは業務を行わせるなどを取り決めておく。

　もちろん，こうした対策については，企業の規模や実態に即した対応を行うことが大切であり，それぞれの企業にあった制度構築と運用を行うことが重要である。

c. A社での事例から

　A社は，IT中小企業（社員数約600人）で，休職者のほぼ全てがうつ病を中心とする精神疾患であった。A社では精神疾患による休職者が年々増加するも休職・復職に関する社内ルールが未整備であった。部門内で休職中に半年以上リハビリ出勤をさせたケース，出社・休職を繰り返すケース，うまく復職できず退職してしまうケースが散見されていた。

　その背景には，就業規則上に復職規定がないため，未回復な状態で復職し再発している社員が多発していたり，休職中から復職後における社員へのフォロー体制が不十分で抱え込んだ状況が見られたり，部門によっては休職者に対して不適切な対応を行っていることが判明した。

　そのため，リハビリ出勤制度を含む休職・復職の制度を明確化し，復職支援新制度を構築し，運用を開始した。

●復職基準の明確化

　復職基準としては，①主治医による復職可能の判断が出ていること，②平日毎日出勤できること，③1日6時間以上の勤務が可能であること，に加えて厚生労働省「心の健康問題により休業した労働者の職場復帰支援の手引き」（平成16年10月）に基づき，以下の項目をクリアできていることを基準とした。なお，リハビリ出勤前と復職前に面談を実施し，定められた復職基準をクリアできているかの確認をしている。

1. 職場復帰に対して十分な意欲を示していること
2. 通勤時間帯に一人で安全に通勤ができること
3. 業務に必要な作業をこなすことができること
4. 作業等による疲労が翌日までに十分回復していること
5. 適切な睡眠覚醒リズムが整っていること
6. 昼間の眠気がないこと
7. 業務遂行に必要な注意力・集中力が回復していること

●リハビリ出勤制度の構築

　リハビリ出勤については，上記の復職基準を満たしている状態であることを条件に，休職中に行い（労務提供を伴わないものに限定），リハビリ出勤期間は原則として1ヶ月以内と定めた。リハビリ出勤中の滞在時間帯や作業内容については，主治医の指示をベースに産業保健スタッフが介入し，本人がリハビリ出勤中の作業計画書を作成し，それを自主的に実行するという運用を行っている。

●復職後の時間短縮勤務

　復職後3ヶ月間は，2時間までの時間短縮勤務ができるよう配慮を行った。これについても主治

医の意見に基づき，例えば1ヶ月目は2時間短縮，2ヶ月目は1時間短縮，3ヶ月目はフルタイム出勤といったように段階的に勤務時間を通常の時間に延長させていくといったケースが多かった。

上記のように，復職基準を満たしていることを条件にリハビリ出勤を許可することで，未回復状態でのリハビリ出勤をなくし，復職前後にリハビリ出勤制度と時間短縮制度を設けることで復職者が段階的に復職できるように配慮された。

● 復職支援制度運用後の変化

A社が復職支援制度を導入開始した平成19年度中の休職者割合が2.9％だったが，平成20年度は2.7％，21年度は1.8％と改善傾向が見られている。以前は復職したものの再発によって再休職や退職するケースが半数近く生じていたが，現在は2割程度に減少した。また精神疾患による休職者発生件数は，改善傾向が著明である。新規の休職者が減少できたのは，復職支援制度の導入により，復職者の再発件数が減少したことに加え，職場でのラインケアの意識が高まったことでメンタルヘルス風土が改善されたことが，効果要因として考えられる。

この制度によってどう支えられたかについて，復職支援制度導入後に実際に復職した社員が以下のような意見や感想があげられる。

- 「前回復職に失敗した時は，週3日でリハビリ出勤をしたり，午後から半日だけ出社したりなどして長続きしなかったが，毎日9時に出社するというルールがあることで，気持ちが引き締まり，それが逆によかった」
- 「復職の基準が明確に示されたことで，休職中に何をしなければいけないのかが明確になり，具体的な準備をすることができた」
- 「主治医のアドバイスで，リハビリ出勤に入る前に出社練習やウォーキングなどを行い，体力づくりを行うようにした」
- 「リハビリ出勤時間を資格勉強にあて，キャリアアップに向けた取り組みができた」
- 「上司が仕事の進捗状況など確認し，よく相談にのってくれるようになった」

d. 制度運用面での課題

実際に制度を運用してみて，本人の回復状況が十分でないのに，復職診断書が出されたことがあった。そのため，人事担当者や上司，産業保健スタッフが本人と同行受診を行い，会社の復職基準や制度を説明し，スムーズな復職ができるよう検討を重ねた。具体的には，一定期間通勤練習をしたり，自主的にテーマを設定して図書館で作業を行ったり，また外部機関のリワークプログラムを活用し，リハビリ出勤にスムーズに移行できる準備を行った。

また，復職支援制度を導入したことで，上司が本人と定期的な面談で，復職前であれば職場環境や業務状況の事前の情報共有し，復職後は本人の業務遂行状況を確認するなど，本人が安心して復職できる環境づくりにつながっている。

すなわち，復職基準やリハビリ出勤の枠組みを明確にすることで，本人にとっては復職への目標設定がしやすくなり，主体的に生活リズムを整えたり，外出練習をするなどの復職準備向上への意識を向上させたと考察できる。さらに，各部門で場当たり的な対応ではなく，一定のルールに基づいた組織的対応が，職場の安全配慮に対する意識改革，対応能力向上につながった。

文　献

1) 財団法人日本生産性本部メンタル・ヘルス研究所：産業人メンタルヘルス白書，2009.
2) 厚生労働省：こころの健康問題により休業した労働者の職場復帰支援の手引き，2004.
3) 厚生労働省：こころの健康問題により休業した労働者の職場復帰支援の手引き，改訂，2009.
4) 中田貴晃，隅谷理子，大西　守，他：メンタル疾患に関する休職・復職制度構築による復職支援の効果―あるIT企業の取り組み．第6回日本うつ病学会総会抄録集；p150，東京，2009．日本うつ病学会第4回学会奨励賞受賞演題．
5) 隅谷理子，中田貴晃，大西　守，他：メンタル疾患に関する休職・復職制度について―類型別事例検討―．第6回日本うつ病学会総会抄録集；p151，東京，2009.
6) 大西　守，五十嵐良雄，鈴木　満，他：うつ病者に対するリハビリテーション・システム構築のための調査研究．社団法人日本精神保健福祉連盟，2009.
7) 大西　守，廣　尚典，市川佳居（編）：職場のメンタルヘルス100のレシピ．金子書房，東京，2006.

〔中田貴晃，隅谷理子，大西　守〕

B. 自治体における職場復帰支援活動

a. 自治体における職場復帰支援活動の現状

　自治体においても精神疾患による休職者が急増している。そのため，多くの自治体では休職復職支援活動が行われるようになった。

　各自治体の取り組みとしては，「職員の心の健康づくり」などと題したメンタルヘルスプランを策定し，その一部に職場復帰に関する項目が設定されていることが多い。その土台は，『事業場における労働者の心の健康づくりのための指針（労働省（現厚生労働省）2000）』，『労働者の心の健康保持のための指針（厚生労働省2006）』，『心の健康問題により休業した労働者の職場復帰支援の手引き（厚生労働省2004, 2009）』，さらには，人事院職員福祉局から通知された『職員の心の健康づくりのための指針（2004）』，『心の健康に関する相談体系とストレス対策のあり方（2005）』，『心の健康のための早期対応と円滑な職場復帰（2005）』，『心の健康づくりの研修のために（2006）』などが参考にされている。

　とりわけ，公的機関として公平かつ明瞭な運用を実施するために，規定・申請書類などの管理が詳細に策定されている傾向が強い。

b. ある自治体での取り組み

(1) 背景

　2004年，職員のメンタルヘルス支援の一環として職場復帰支援プロジェクトが立ち上げられた。本プロジェクトの主目的は，復職前（休職または療養休暇中）に実施する職場復帰支援プログラムの導入であった。本庁人事部の委託を受ける形で，職員の健康相談室の専門医と相談員（臨床心理士・シニア産業カウンセラー・保健師・看護師）のチームで支援を実施することになった。

(2) 復職支援プログラムの流れ

　復職が可能な程度に回復した休職者に対して，復職前の1～2ヶ月程度の準備期間を設け，本人や支援関係者（人事，上司，主治医，専門医，相談員など）と話し合いながら，職場復帰支援機能訓練（以下，職場リハビリ）を実施することとした。

　復職支援プログラムの概要は，療養休暇，休職，（休職または療養休暇中）職場リハビリ，復職，復職後フォローの各段階において，申請書類のほか，本人，上司，相談員（相談室）がやるべき項目が細かく定められている。

人事申請書類など

段階	申請書類	申請者	経路	提出先
療休	療養休暇届	本人	所属長	人事
	主治医診断書	本人	主治医→上司	人事（複写を相談室）
休職開始	休職願	本人	上司	人事
	休職期間更新願い	本人	上司	人事
	職員の状況報告書	上司		人事（複写を相談室）
	主治医診断書	本人	主治医→上司	人事（複写を相談室）
職場リハビリ※	職場リハビリ実施許可願	本人	上司	人事
	職場リハビリ実施許可書（主治医）	人事	本人→主治医→相談室/上司	人事
	生活リズム表	本人	相談室	本人（複写を相談室）
	職場リハビリ実施計画書	上司	（相談室にてリハビリ計画書を作成）	人事（複写を相談室）
	主治医診断書（リハビリ）	本人	主治医→上司	人事（複写を相談室）
	職場リハビリ実施許可書	人事	上司	本人
	職場リハビリ変更・中止届	本人	上司	人事（複写を相談室）
	職場リハビリ日報	本人	上司（相談室は相談時に把握）	本人
	復職願	本人	上司	人事
	主治医診断書（復職）	本人	主治医→上司	人事（複写を相談室）
	復職審査会用資料（職員のリハビリ状況報告書を含む）	上司		人事（複写を相談室）
	復職判定審査会［人事・産業医・専門医などで構成］※			
復職	復職後日報	本人	上司（相談室は相談時に把握）	本人
	職員の状況報告書	上司		人事（複写を相談室）

※3ヶ月以上の療養休暇取得の職員は，職場リハビリを申請することができる
※復職審査会の判定が条件付復職であった場合，復職後1ヶ月後に復職後審査会を再度開催する

(3) (休職中の) 職場リハビリの概要
- 対象者：職員で精神疾患による病気休職者，および療養休暇取得者で，以下の3点の条件を満たすこと．
① 症状が安定し通常の職場生活に準じた規則正しい生活が可能である
② 本人が希望している
③ 主治医が実施可能と判断している
- 実施期間：基本1ヶ月以内とするが，最長2ヶ月を限度に個別設定する

● 職場リハビリの実施内容と目的：［ ］内は本人，相談員，上司など関係者の別

段　階		スケジュール・実施内容 ※	実施目的
休職（療養休暇）期間	〈職場リハビリ〉事前準備	［本人・上司・相談員］ 　相談員との打ち合わせ（本人の実施後→上司，または合同で実施） ［本人・上司・相談員］ 　主治医訪問にて職場リハビリ実施の許可を得る ［本人・上司・相談員・その他上司（所長，班長）など］ 　相談員の職場訪問	［本人］生活リズムを整える。相談室に通うことを通じて，職場への抵抗を緩和させ，復職への意欲を高める。支援関係者と慣れる。 ［相談員］本人と支援関係者との信頼関係を構築し，職場リハビリの本人，職場上司の事前準備をサポートする。 ［上司］職場リハビリ中の作業内容の確定，その他職員への周知など，職場の受け入れ準備を行う。相談員へも連携をとりながら決定する。
	〈職場リハビリ〉第1週	〈本人スケジュール：例〉 週3日午前のみ	［本人］通勤や職場にいることに慣れる。体力，生活リズムの回復を図る。 ［上司］初日は本人を職場の職員に紹介する。また，本人とのコミュニケーションをはかり，声がけなど職場の受入れやすい雰囲気を作る。 ［相談員］上司と連携をとりながら，本人のリハビリ開始状況を把握する。
	〈職場リハビリ〉第2週	〈本人スケジュール：例〉 週3日午前のみ ＋ 週2日午前午後 （軽減時間あり）	［本人］仕事環境に慣れ，コミュニケーションの円滑化を図る。 ［上司］本人とのコミュニケーションをはかる。声がけなど受入れの雰囲気を作る。 ［相談員］上司と連携をとりながら，本人のリハビリ状況を把握し，スケジュールの見直しが必要であれば修正する。
	〈職場リハビリ〉第3週	〈本人スケジュール：例〉 週1日午前のみ ＋ 週4日午前午後 （軽減時間あり）	［本人］課・室・班の職務を理解すること（OAなどへの適応など）。 ［上司］本人とのコミュニケーションをはかる。本人の作業の様子を把握する。 ［相談員］上司と連携・本人のリハビリ状況を把握・スケジュールの修正などの他に，作業内容の困難や不満の有無を確認する。
	〈職場リハビリ〉第4週	〈本人スケジュール：例〉 週5日終日 （規定就業時間）	［本人］作業に慣れること。さらに，復職への不安・緊張を軽減させ，意欲を高めること。 ［上司］本人とのコミュニケーションをはかる。本人の作業の様子を把握する。 ［相談員］上司と連携・本人のリハビリ状況を把握・スケジュールの修正などの他に，作業内容の困難や不満の有無を確認する。
復職判定審査会［人事・産業医・専門医などで構成］			
復職	復職後フォロー（最大1年間）	［本人］ 　残業制限（最小1ヵ月） ［本人・上司・相談員・班長など］ 　相談員の職場訪問 ［本人］ 　カウンセリング ［上司］ 　相談	［本人］業務ができるようになる。業務遂行への責任感をもてるようになり，段階的な業務内容の向上を目標とする。 ［上司］本人と相談しながら，徐徐に業務内容の向上を図る。 ［相談員］本人の健康管理をフォローし，職場適応（職務内容の復帰も含め）のサポートを行う。

※スケジュールは個人の状態と職場の状況により異なることがある。また，職場リハビリ中実施中においても，相談室でのカウンセリングや職場訪問などを実施することがある。

- 職場リハビリ中の作業内容：
    職種や担当業務，職場状況を考慮して個別に設定する。
        （例）書類のコピー作業，台帳や資料の整理，パソコンによる資料作成など
- 職場リハビリ中の処遇：
    交通費など休職中の処遇以外の支給はない．なお，職場リハビリ中は，傷害保険に加入する．
- 職場リハビリによって習得すべき事項（復職基準）：
①職場復帰に対して十分な意欲を持っている
②通勤時間帯に一人で安全に通勤できる
③設定している勤務時間帯の就労が可能である
④業務に必要な作業をこなすことができる
⑤作業による疲労が翌日までに十分回復している
⑥適切な睡眠覚醒リズムが整っている
⑦昼間の眠気がない
⑧業務遂行に必要な注意力・集中力が回復している
⑨職場リハビリ参加日数／予定日数
- 相談員の役割：
①本人の支援（臨床心理士，またはシニア産業カウンセラーによる定期的なカウンセリングも含む）
②上司の支援（対応方法や職場調整のアドバイスなど）
③専門家との連絡（主治医同行，専門医との連携など）
④職場支援（職場リハビリ・復帰後の職場職員への周知，対応方法のアドバイスなど）

c. 自治体での職場支援活動の課題

　自治体であるメリットとして，業務が多岐にわたるため，リハビリ出勤時や復職後の軽減措置時の作業内容をつくりだすことが比較的容易である．そのため，以下のようなメリットがあげられる．
- 休職中の本人にとって
①休職中の生活から通常勤務まで段階的なので，心身の職場適応がしやすい
②復職前の不安を軽減し，勤務への自信がつけられる
③再発の可能性を低減させる
- 受け入れ側の職場として
①復職者の受け入れ準備を十分に行うことができる．
②主治医，家族，相談員との連携により，職場の上司，同僚の負担が軽減される．
③望ましい職場上の配慮（勤務時間，業務内容の質と量の調整，その他の環境調整）ができ，本人の適応が円滑にいき，職場の安定もしやすい

　一方，デメリットの側面も明らかにしておく．自治体においては，民間企業に比べて終身雇用のイメージが強く，休職満了における解雇が本人にも職場にも受け容れがたい職場風土がみられる．そのため，休職期間満了を目前に復職基準を低く設定せざるを得ないケースもみられ，受け入れる職場の負担が増大するリスクがある．さらに，上司の異動が数年毎に行われるため，新年度の節目

には，相談員による本人はもちろん上司へのサポート（引継ぎが不十分な場合の補足など）も，考慮する必要があるだろう。

　また，規定・申請書類の手続きが詳細であるため，職場上司の負担が生じ，復職者との良好な関係性が得られなくなるケースもみられた。したがって，円滑な復職支援を実施するには，支援関係者間の柔軟な対応が大きな鍵となり，相談員による職場上司と復職者の関係性の支援が不可欠となる。

文　献

1) 労働省（現 厚生労働省）：事業場における労働者の心の健康づくりのための指針, 2000.
2) 厚生労働省：労働者の心の健康保持のための指針, 2006.
3) 厚生労働省：心の健康問題により休業した労働者の職場復帰支援の手引き, 2004.
4) 厚生労働省：心の健康問題により休業した労働者の職場復帰支援の手引き, 改訂, 2009.
5) 人事院職員福祉局：職員の心の健康づくりのための指針, 2004.
6) 人事院職員福祉局：心の健康に関する相談体系とストレス対策のあり方, 2005.
7) 人事院職員福祉局：心の健康のための早期対応と円滑な職場復帰, 2005.
8) 人事院職員福祉局：心の健康づくりの研修のために, 2006.
9) 大西　守, 廣　尚典, 市川佳居（編）：職場のメンタルヘルス100のレシピ. 金子書房, 東京, 2006.
10) 隅谷理子：臨床心理士はかく語りき―9, 職場に生まれる"何か"―復職支援の現場から―, スーパーエッセイ, 外来精神医療 Vol.10 No.1, 102-104, 2010.
11) 隅谷理子：復職支援の仕組み「公的機関の復職支援の一事例」大西　守・黒木宣夫・五十嵐良雄（編）人事・労務担当者のためのリワーク活用マニュアル―うつ病休職者の失敗しない職場復帰のために―, 雇用問題研究会, 2011.

〈隅谷理子，中田貴晃，大西　守〉

VI. 具体的な事例と対応

1. 出社困難, 頻回欠勤

A. 出社困難, 頻回欠勤とは

　出社困難や頻回欠勤は，職場において対応に苦慮する事例の代表である。明確な定義はないが，出社困難は「会社に行く意志はあるのに出社できない，あるいは出社に大きな困難を伴う状態」，頻回欠勤は「何らかの理由により社会通念を超える頻度で欠勤する状態」といえよう。

B. 事例提示

　25歳男性。もともとまじめで几帳面だがやや内向的な性格であった。大卒後に入社し事務職に配属されたが特に問題なく勤務できており，周囲からの評判も比較的よかった。入社3年目となる今年，事務職から営業職に配置転換された。営業の研修を終えたのちに顧客回りを始めたが，顧客の前で緊張して思うように話ができず，「この仕事に向いていないのでは」と感じるようになった。月に3〜4日ほど「今日は体調が悪いので休ませてください」と当日の朝になって職場に電話を入れて休むようになった。上司は心配しつつも様子をみていたが，しだいに頻度が増えて2〜3日続けて休むようになり，職場への連絡も午後からになったり，電話でなくメールで済ませるようになった。出社した日でも，10分程度遅刻することが目立つようになってしまった。

C. 対応

　出社困難や頻回欠勤は，社会人としての責任を果たしていないという面ばかりが目立ってしまい，当初から職場側で厳しい評価や対応を行ないがちである。しかし，まずはこれが疾患によるものかどうか判断してもらうことが必須である。表に出社困難や頻回欠勤の原因となる可能性のある疾患を示す。

a. 医療機関に受診していない場合

　頭痛やめまいなどの身体症状があれば，最初に内科など症状に見合った身体科を受診させる。器質的に異常を認めない，または所見はあるが欠勤にまで至る状態ではないと判断されたら，メンタルヘルスの不調を考えて精神科の受診を勧める。受診の際は産業医からの紹介状を作成して持たせ，本人の同意を得て上司，人事担当者，または健康管理スタッフの同行が望ましい。自傷行為や自殺念慮など緊急性がある場合は，家族に連絡を取り同行受診をお願いする。

　診察の結果により疾病性がはっきりすれば当然それに対する治療が優先される。一定期間の療養

表 出社困難，頻回欠勤の原因となる可能性のある疾患

適応障害（不安，抑うつ，行為の障害を伴うもの）…いわゆる職場不適応
気分障害（うつ病，躁うつ病）…特にうつ状態
社交不安障害…人前に出ることや電話で話すことなどに強い不安を抱き，出社が困難になる
睡眠障害…睡眠相後退症候群などのため始業時間に合わせて起床することができず，遅刻が多くなる
統合失調症…無為自閉などの陰性症状のため引きこもり傾向となる
アルコール関連障害…二日酔いなど不適切なアルコール摂取のため遅刻が増える
器質性精神障害（脳梗塞，脳炎など）
過敏性腸症候群…腹痛や下痢を繰り返し出勤できない
パニック障害…パニック発作が頻発することにより広場恐怖を合併し，外出が困難になる

が必要と判断され診断書が発行されたら，産業医や健康管理スタッフは療養に専念させ，療養中の雇用や経済面の不安を減らすために会社の制度について人事からも説明する。診察の結果で疾病性ありと判断されたが療養にいたらず通院治療で経過を見ることになった場合は，数週間様子を見て出勤状況や健康状態をフォローし，改善しなければ次の対応に移る。

b. 医療機関に受診している場合

数週間たっても出勤状況が改善しなければ，本人の同意を得て診察に同行して主治医の意見を聞くか，または産業医が文書にて本人の会社での状況を情報提供し，主治医に診療情報提供を依頼する。主治医からは現在の状態，就労継続の可否，就業上の配慮などについての意見を得る。もしも精神科以外の医療機関にしか受診していなければ，精神科受診を勧奨する。

c. 対応の注意点

①主治医として理解してもらいたいこと

出社困難・頻回欠勤事例は臨床的にも難治であることは想像に難くない。患者が勤労者である場合は，診察場面で特に普段と変わりがなくても出勤状況は必ず確認していただきたい。病状の変化が出社困難という事例化で現れることがある。職場のメンタルヘルスが浸透している事業場であっても，このような事例を「温かく見守る」ことはなかなか難しいことをご理解いただきたい。

②産業保健スタッフとして理解してもらいたいこと

何とか精神科受診にこぎつけたとしても，すぐには診断がつかない場合があるので，しばらく様子をみることが必要な場合がある。特異なパーソナリティが背景にあることも少なくないが，そのようなケースでもうつ病などの疾患に発展することがあるので，先入観にとらわれた対応をするのは禁物である。

結　語

出社困難や頻回欠勤の社員への対応は残念ながら，「これをすれば解決」というものはなく，個々の事例について念入りに検討することになる。その原因が明らかに職場放棄などであれば，就業規則に照らして人事労務としての対応を行なう選択肢も検討することになろう。

（吉村靖司）

2. 勤怠不良問題

A. 職域の3A

産業精神保健の領域では，勤怠の不良については，Absenteeism（欠勤症），Accident proneness（事故多発性），Alcohlism（アルコール症）の3Aの一つであり，古くから問題とされ，さまざまな対策がこうじられているが，いまだに解決されていない。この問題の背景にあるのは，士気の低さ，性格特性によるもの，アルコールに関連した精神・行動症候群，短周期のうつ病性障害を初めとする抑うつ症候群，パニック障害，閉所恐怖，社交不安障害などの不安障害全般などがある。また，最近では，いわゆる新型うつ病といった概念で示されているような，軽度の抑うつに人格的要素が社会状況とからみあって出現しているような事例も多く認められる。

B. 個人の士気

この問題に取り組むためには，個人の士気については，組織心理学，キャリア形成学などからの接近が必要であるが，経営状況，職場状況等にも鋭敏に左右され，産業保健が直接的に関与することは困難であるが，健康や個人の尊厳を守るという風土の醸成の一部として健康管理スタッフが貢献できる部分もある。

C. 性格特性について

性格特性の問題をもつ場合には，生育史，職場内外の対人関係などに焦点をあてた個人精神療法が根本的には必要である。職域では，個人の行動の枠組みを勤休中心に設定し，その枠組みから逸脱した場合に，その要因を検討し，是正していくという方法や，受容性の高い上司のもとで勤務させるなどの環境療法も採用されることもある。

D. アルコール依存症

アルコール依存症については，アルコールに関連した身体疾患によって身体科医によってまず気づかれることになる。断酒や節酒の指導が功を奏する場合もあるが，精神及び行動症候群が明確に事例化した場合には，家族の協力の下，精神科的治療が必須となる。

E. 抑うつ症候群など

抑うつ症候群については，詳細な精神科的面接によって，短周期反復性うつ病性障害，soft bipolarity（双極II型障害），新型うつ病などの診断を明確に行い，その治療を優先する．当該個人が同意した場合には，本人，家族，職場等に病状の説明と疾病の再発予防等の心理教育を行うこともある．

　不安障害については，適正な薬物治療や脱感作療法，暴露法などの行動療法を併用した認知療法が推奨されている．現在，フレックスタイムや裁量労働，SOHOなどの社会資源をもちいて，障害をカバーしながら就労しているものも少なからず認められる．

（荒井　稔）

3. 妄想的言動を有した人に対する精神科医の関わり

　就労継続を目標とした統合失調症圏の症例を報告し，いかに職場の協力を得られたかを考察する。妄想を有する人も理解があれば能力を発揮し，職業生活を維持することは可能となる。ただし主治医や産業医から職場に適切なアドバイスが必要であり，同僚，上司からの陰性感情から軋轢が生じないよう心理的，人的な援助が不可欠である。そのような裏づけが乏しくなると本人や家族，医療従事者の労力を浪費させるような事態とともに障害者排除のプロセスが働く。五期に分けて経過を記述し，趣旨を損なわない範囲で固有名詞などは改変している。

A. 症例

　初診時は26歳で，大学院在学中であった。X-3年12月頃の発症が推定され，X-2年2月妄想状態のため同保健センターを受診し投薬を受けたが治療は断続的であった。「36時間リズムで活動するのが実験にも私生活にも適切である」，「薬剤を打たれて就寝中に拉致されている」と独自の生活スタイルに固執していた。定期的な服薬に抵抗し，組織立った迫害を受けているという妄想構築が疑われた。保健センターではハロペリドールの内服が危機に応じて行われ，修士課程を無事に終え，X-1年4月には某企業に就職し，その研究所に配属された。研究職のため不規則な睡眠が続き，単身生活によるストレスも重なった。うつ状態となり出勤不能となったため，X年2月職場近くの大学病院精神科を受診し，定期通院を開始した。6月には研究所から製造部門に配置換えしたが，7月には自宅に戻り休職となった。10月に筆者の勤務する病院を初診した。夕方〜夜に動きやすくなる日内変動も見られ，午前1〜2時に入眠し，9〜10時に起床し，午睡をよくとっていた。11月初めに職場の人事課担当者から主治医に連絡が入り「本当にうつ状態ですか。精神疾患がもともとある人ではないですか」と問い合わせがあった。（異論はあるであろうが経過上）うつ状態として対応するべきと回答したところ，人事としては本人が希望している研究部門での勤務であればポストを用意ができるとのことであった。

B. 一期：職場の協力を得て復帰し勤務を継続

　幻聴が時々あったことを認めたが，X年7月からは消失していたと言う。家族も不安となり，本人を職場に早く出させようという焦りが強く，本人は父親と喧嘩して家を飛び出しホテルに泊まるなどの行為があり，11月には睡眠時間が減り始めた。本人は「希死念慮は消失した。学生時代の寮まで行き盗聴器がないことを確認した。また世界の異様さや恐怖心は弱まってきている」と報告し，自身の判断でハロペリドールを追加することもあった。母親も焦りを自覚しており「早く起きろ，社会人だから」と本人を起こしてしまうため，母親に対して「今は休養が中心だが積極的に関わってよい時期になったら指示する」という旨を伝えた。12月家族面接では母親は自分の不安を

本人に投げ返さないことを約束した。X+1年1月情報処理の専門学校に自分の判断で通うなどしたが人混みでの疲れやすさからも研究職復帰は難しそうであった。2, 3年はストレスのないものをしたい，と現実的な判断を示したが一方で，発病して死んでおけばよかったと諦念も認めた。妄想体験については職場で話さないようにとの指示は受け入れたが友人も同様の体験しているから事実なのだ，と訂正は困難であった。統合失調症という病識が深まると抑うつ的要素が増悪する恐れがあったため病因についてのこだわりをかわしながら，「再発を防ぐ手立てを身につけていきたい」，との本人の回復意欲を促す対応を続けた。

　X+1年2月人事課A氏と本人が面接した。「研究職として採用したのだから，現職復帰を」，と示され緊張が高まった。受け入れ部署の上司との面接などが用意され，通院継続可能かどうかなどが検討された。3月仕事を続けられるか否か本人の不安が強く開発部門は不適応だったのだから変更するべきか迷い，両親も過剰に反応した。6ヶ月間休職したうえで自主退職を勧められると父親は「働け，家計に給料いれるように」と叱責したため，本人は混乱した。母親は本人の薬を捨ててしまうなどの行動があった。本人は残薬でしのいだり，復職できないのではないかと荒れたりもした。退職勧告されたことを家族全体で心配し，4月からの復職は流れ，休職を延長した。また人事担当のA氏も異動となった。

　新しく人事担当となったB氏から，4月に主治医に連絡が入り，職場環境調整のため休職は3ヶ月間延長となった。家族の状態も心配され主治医としては治療関係は安定しているのでB氏とは連絡を密にとりながら復帰を進めていくことを確認した。職場環境が整わないのであれば本人は家族の圧力から週3日くらいのパート就労を希望した。B氏が人事に図るというかたちで次の診断書を提出した：「現在通常勤務可能な状態にあるが職場復帰への準備として週2〜3回の軽減勤務を行うことが治療上好ましいと認めます」。5月B氏と主治医面談を行ったところ，研究開発では残業は免れない，とのことであった。現在9時から17時の勤務は可能だが，実際はアルバイトなどより復帰につながる勤務形態が望ましい旨を説明した。6月事務職で本社勤務が提示され産業医，カウンセラーとの本人面接が行われた結果，1ヶ月間10時半に出社し，退社は17時とされた。市場調査部配属が決まり8月より出勤した。専門知識を活かした適切な働きぶりとのことで職場では定年2年前の穏やかな同僚L氏が相談役になり本人も信頼を寄せていた。12月本人だけがわかる威嚇行為があり，自分の情報が外部に出されていると訴えがあり，休養が検討された。L氏も本人の奇妙な考えを認識しており，主治医としては保護的に対応する旨を電話で確認した。

　X+2年1月人事B氏，同僚L氏，M氏の三者が来院した。同僚としてうつ状態からの回復後への配慮の仕方の懸念がされた。L氏からは本人が「Lさんはどうやって定年まで働き続けられたんですか」，など非常識な質問をうけたが世間話などをして緊張しないように接しているとのことであった。主治医からは家族の状況を説明した。M氏は「本人の母親のことを考えると自宅では病状は悪くなることは確実だからできるだけ職場で過ごさせるよう力になりたい」と協力が申し出られた。主治医としては診断的には困難なケースであるが治療関係は良好であり，会社内でトラブルを生むような治療中断の可能性は少ないことを説明し，職場の協力を確認した。しかし，フルタイム出社をしても疲れやすいため，受け入れ部署ではマンパワーとして算定からはずして欲しいと要望したところ，3月より身分は人事部付けとなった。X+3年1月近郊の資料室に異動し，専門領域の論文の抄録作成や資料整理の担当となった。海外出張なども行い，少人数の職場で安定した勤務となった。この間，リスペリドン4mgを継続し，月1回の通院であった。

C. 二期：千人規模のリストラ開始，勤務場所の異動，保健師の関与も後退局面に入る

　X＋4年1月G県の事業所に異動を打診され，本人は弁護士に相談したため，受け入れ部署の上司宛に12月主治医意見書を送付した．内容としては，①現在うつ状態の回復期にあり，ほぼ通常勤務可能だが，再発予防のため月1回の定期通院が必要，②年に数回程度，平日週半ばでの休養が必要となることがあり，主治医と相談の上となるので要配慮，③1日の勤務に当たり昼休みは必ず取る必要あり，1時間を越えて休養を要する場合あるが定時以降も勤務するなど調整をお願いする，④短時間のうちに業務の指示が連続すると疲れやすく急に集中力が低下し，混乱と失敗の頻度が増してしまうことがあるので本人のペースが一定になるよう上司の配慮が望まれる，以上4項目を今後1年間依頼するというものであった．X＋5年1月からマンションに単身生活となり，15分の自動車通勤が始まった．4月には担当のN保健師より電話があり，産業医は内科的対応に限られるので精神症状と思われる内容があれば主治医に相談してもらうことを約束した．

　人事部の担当も毎年変わることが続き，5月には千人規模のリストラが発表された．本人は対象とならなかったが直接の上司，同僚は退職勧告をされたため本人も緊張が高まった．

　6月，保健師より本人の弟が交通事故で亡くなったとのことで，リストラで上司もかわり本人にストレスが予想される，と電話があった．1週間職場を休ませることを指示した．4人目の人事担当となったD氏が9月来院した．5〜8月に千人の人員整理があり，本人は本来3〜4人の人員の必要な部署で勤務していること，担当のN保健師は対応に苦慮しており，産業医も精神疾患での復職に関心のある人と報告された．主治医からは精神療法的に立ち入ることは困難な事例と伝えた．相談先が多くて混乱することがないよう配慮を申し入れた．弟の死を契機に受容的に話を聞いたN保健師の姿勢が裏目に出て，週に何回も1時間を越える面談をせねばならなくなったり，これまで主治医にしか明かさなかった妄想を語るようになり枠組みが混乱した．N保健師からは単身生活は無理なのではと電話が入り，「ひとりでにコンロに火がついていた」という本人の話に懸念を示した．誰かが勝手にやっているという妄想を語った水準のもので自分はそれでも対処しているという本人のストーリーであった．12月上司とN保健師が来院した，6月，10月はうつ状態にあって未だ安定しない状況で，一度まとまった休職を取らせて休養後の復帰の体制を考えるとのことであった．主治医としては休職のまま会社のリストラがなされることがないという約束であれば本人を説得し休ませる方向で合意した．12月時点で3ヶ月の休養の診断書を作成し，予定通りX＋6年4月復帰可の診断書を提出したが，結局復帰先がなくその間人事のD氏も本人に転職を勧め，9月化学系ソフトを扱う会社に転職した．

D. 三期：転職

　海外で開発されたソフトの購入流通を担当する部署で国内，海外出張をこなし英語で取引先の接待もするなどX＋10年4月まで活躍し，X＋8年4月主治医の転勤で通院先も変更となったが外来看護師に適宜相談や報告の電話ができ適応がよい状態がつづいていた．体重は100kgを超え，X＋9年11月よりメタボリック症候群の専門クリニックに通院を開始した．96kgまでは減量できた．薬物療法はリスペリドンを継続していた．

E. 四期：人事部門で不適応，顕在発症

　本人が担当していた海外の会社との契約が切れ部門そのものが閉鎖され，内部監査に異動した。機密を扱うということでストレスが高まった。本人は海外での勤務も考えていたが相談者に恵まれ，現実を理解しX＋9年11月には断念した。X＋10年12月パニック障害の同僚が退職し，メールでの情報の漏洩元を特定したら社員たちから白い目で見られる云々の報告の後ふっつりと電話が途絶え，X＋11年2月に嘔吐を機に服薬を中断し，急性増悪で1ヶ月間の医療保護入院となった。入院担当医はオランザピンに処方を変更し急速に安定し，3月に通院を再開した。5月，段階的に勤務時間を延長し7月からフルタイム勤務可能の旨診断書を作成したが職場では受け入れ困難であり，フルタイム勤務可能となってからの復職を産業医から回答された。

F. 五期：復職デイケアプログラム空振りとなる

　X＋11年6～8月デイケアの利用を開始，段階的にフルタイム通所をこなした。3ヶ月の全プログラム終了後は9月から対人スキル向上のための復職デイケア開始し順調にこなす。しかし，12月産業医は復職にあたり精神保健福祉手帳の取得等を求め本人は拒否，能力も会社が要求する水準に達していないとされデイケアスタッフ，会社，本人三者での合意事項は復帰部署がないから，という理由で反古にされた。X＋12年2月までデイケア利用を延長，併せて転職活動開始していたが4月業績と語学力が評価され外資系ソフトウェア会社に転職した。現職復帰は果たせなかったが9ヶ月のデイケア利用はリハビリに有意義であったという本人の評価であり，これも両親が交通費など気持ちよく援助してくれたお陰と語った。

　10年以上に渡る経過を後半駆け足で辿った。前半の会社の人事や同僚，上司がいわば手作りで復職をサポートする環境は既に過去のものとなったが，本人中心に考えれば会社家族主義的な流れは保護的に働き，青年期の不安定な中でも成長を促したのではないだろうか。病識については本人自身は統合失調症であることを理解していたが職場で広まることを恐れ，あくまでもうつ状態からの回復過程と公式には説明し患者にも周囲にも診断名で紛糾することは意識して避けた。精神分裂病改称前であり統合失調症のリハビリテーション，薬物療法が進歩した21世紀ではすでに過去のものという意見もあろう。新しいもの好きで，海外にも積極的に進出していく本人の新奇性追求の性格にとってはゼロ年代からの新しい形態である復職デイケアでの心理スタッフとのやりとりや，グループでのソーシャルスキルトレーニング（SST）はよい刺激とともに肥やしにもなったようである。妄想を有しつつも正直，率直であり仕事に積極的で，療養にも専門家の意見に真摯に向き合い協力的な事例では着実に診断を受けつつ精神病理に応じれば決して困難ばかりとはいえない。本人に関わる人同士の小カンファや産業カウンセラー，保健師のスーパービジョンが可能であれば成果は期待できると信じている。その際には現状の復職デイケアのスタッフもこれまでと同様，主治医とまめに連携をとり本人の意欲を削ぐことがないよう安心して業務を遂行できる社会全体の経済的基盤の安定が不可欠である。

〈磯村　大〉

4. 復職困難（休職・復職を繰り返す事例）

A. 事例提示

[事例1]"休みがち"が継続し，悪化するケース

35歳男性，大手製造業の営業職である。真面目に取り組む姿勢が評価され，昨年，グループリーダに選抜された。一人前の営業マンとしての成果を期待されたが，不況が原因で以前のような成績をあげることができなかった。プレッシャーを感じるようになり，睡眠不足や身体の不調を訴えることが多くなった。体調不良を理由に遅刻早退，週明けの欠勤が目立つようになり，そのうち1週間単位で欠勤出勤を繰り返すようになった。

そのような状態が3ヶ月以上も続いたため，職場の上司が2週間の休みを許可した。しかし，1週間の休みで出勤してみたものの体調は回復しておらず，復帰3日後に通勤途中で倒れた。そこで初めて病院に受診したところ，うつ病と診断され，3ヶ月の療養が必要となった。人事部や産業保健スタッフには，ここでようやく情報が共有された。

[事例2] 休職満了間際になって対応し，復職するケース

40歳男性，中小製造業の研究職である。優秀な人材で，社内外から高い評価を得ていたが，部門の合併による過重労働が続き，抑うつ状態に陥った。それでも無理して働き続け，業務が一段落した後，燃え尽きるように休職に入った。

半年間の療養を要する診断書が提出されたため，会社側は本人に連絡をとらなかった。休職して約半年ほど経って，だいぶ回復したことから復職を考えるようになったが，どのように手続きをすればよいかがわからないまま，その後も時だけが過ぎていった。職場は復職になった場合に担当させる仕事（研究）内容について迷っていた。

結局，1年間の休職満了数週間前になって復職可能との診断書が提出され，復職をすることになった。当然のことながら，本人の回復状況，復職準備状況，復職場の受け入れ体制についての話し合いはされないまま職場に戻った。

復職2週間後，再び体調が悪化し再度休むようになった。思いのほか体力を消耗したこと，以前のような研究内容の仕事ができなくなっている自分に落胆したことが大きな原因であった。また，職場の上司や同僚が，うつ病を経験した自分との接し方に戸惑いを持っており，職場で孤独を感じるのも辛かった。

その後，うつ病は再燃し，再休職となった。結局，前回と同様に1年間の休職満了直前で再度復職をしたが，本人も会社側も前回の失敗体験を乗り越えることができないまま，再び体調不良を呈している。

B. 対応をめぐって

　休職・復職を繰り返すケースは意外と多い。まず前提となるのが，適切な復職判定が事業場でなされていたかである。十分回復しておらず，仕事のパーフォーマンスも悪いことがわかっていながら復職を認めた場合と，復職判定が不適切だったため，結果的に未回復勤労者の復職を認めた場合とでは意味が大きく違ってこよう。

　復職判定が不適切で，回復が不十分なままで復職している場合には，再度精神科主治医の意見を尋ねたり，産業医が当該労働者と話し合い，場合によっては再度休職してもらう必要がある。また，復職を認めるだけの回復レベルのハードルが低すぎなかったか検討することも必要である。すなわち，次回以降の復職判定はきちんと実施して，同じ失敗を繰り返すことを避けるべきである。

　もちろん，休職・復職を繰り返せば繰り返すほど職場は困惑し，対応は難しくなろう。本人にとっても"また悪くなるのではないか""本当に仕事が出来るようになるのか"などの不安材料が多くなり，ますます復職が困難なる悪循環が生じる。

　休職を繰り返す要因は様々であるが，職場として以下の取り組みが望まれる。

a. 不調者に対して早期介入が可能な支援体制

　事例1のように，勤労者の不調を上司など職場のみで管理すると，組織として不調者を把握できずに対応が遅れることがある。疾病による連続1週間以上の休業の際には，必ず診断書を提出させることや，人事部や産業保健スタッフの協力を得ることなど，早い段階で治療につなぐ仕組みづくりが必要である。

b. 休職・復職に関するルールや取り決め

　事例1や事例2のように，休職・復職の基準が不明確であると，対応方法が曖昧になるリスクがある。特に，復職基準を明確にすることは，復職のプロセスの決定において最も重要である。また，復職の手続きの具体的な決定事項は，休職中の連絡窓口の明確化と復職のルール（リハビリ出勤などを含めた復職のスケジュールなど）の決定，復職判定委員会（産業医など産業保健スタッフ，人事，上司などで構成）の開催などがあげられる。特に，休職復職における対応のタイミングと役割分担の決定，リハビリ出勤を含めた復職のプロセスや復職不許可の要件についての本人説明は重要である。

　事例2のように休職中の連絡が途絶えて復職のタイミングを逃してしまい，結果的に復職困難を引き起こすことが起こりやすい。また，休職期間満了直前の対応は，十分な回復と復帰準備がされずに復職することになり，病気の再発を招くリスクがある。復帰の手続きには数ヶ月がかかることを念頭におき，会社側からの連絡，または本人から復職申請のフローを設定する必要がある。

　すでに休職復職を繰り返してしまった事例においては，復職までの準備をより丁寧に行う必要があるだろう。例えば，専門医と相談しながら専門機関のリワークプログラムを活用することや，産業保健スタッフの支援を得ながら社内のリハビリ出勤などを活用し，徐々に職場に慣れていくプロセスが有効的である。復職が定着しない原因について本人と関係者（人事・上司・産業保健スタッフなど）間で課題を共有し，解決策を立てていくこと重要である。万が一，復職基準を満たさず退職となる場合でも，これらの誠実なやりとりの有無がトラブル防止になると考える。

また，事例2のような研究職や専門職の復職に関しては，復職後のフォローにおいて仕事内容のサポートを丁寧に行う必要がある。元職（専門内容）復帰への可能性が見えるように，リハビリ期間の作業内容，復帰直後の軽減内容の段階を明確にすることが重要である。上司はその段階を見守り，目標設定を共に行う役割が鍵となる。さらに，職場のメンバーに対しても復職に関するスケジュールの周知や，対応の仕方を本人の許可を得て事前に伝えておくことが重要である。これらの配慮が，休職復職の繰り返しを防ぐと考える。

文　献

1）大西　守，廣　尚典，市川佳居（編）：職場のメンタルヘルス100のレシピ．金子書房，東京，2006．
2）隅谷理子：個と組織を繋ぐということ―昇進・過重労働をきっかけに休職した研究職の復職事例から―．上智大学 臨床心理研究，vol.32, 49-61, 2009.
3）隅谷理子：臨床心理士はかく語りき―9，職場に生まれる"何か"―復職支援の現場から―，スーパーエッセイ，外来精神医療 Vol.10 No.1, 102-104, 2010.

　　　　　　　　　　　　　　　　　　　　　　　　　　　　　　（隅谷理子，大西　守）

5. 適応障害

A. 事例　45歳のプロジェクトチーム次長，Aさん

　Aさんは大手メーカーの新製品作成に関するプロジェクトチーム次長をしている。性格は真面目で頑張るが融通性が乏しい人である。妻や子どもとの4人家族である。

　会社は，不況でありリストラクチュアリングの一環として新規事業に力を入れ始めた。重役会で決まった事業を80億円の予算を使い遂行することになった。AさんはX年4月にプロジェクトチーム次長に昇進した。Aさんにとって抜擢人事であり，周囲の彼に対する期待は大きかった。「プロジェクトチームの部長」は取締役であり，Aさんは事実上の責任者となった。

　プロジェクトなので様々な部門から人を寄せ集めた，14名の混成部隊であった。1年で成果を出さなければならないが，先が読めない状態になった。担当重役からは，「新規事業なので，何とかいい結果を出したい。僕の評価にかかわる」と叱咤激励が入った。仕事を家に持ちかえり休日出勤もしたが成果が見えず，どうしようもない状況になった。6月頃より「僕の責任だ」と感じ，落ち込むようになった。就床しても眠りも浅かった。6月中頃から就業への不安・恐怖・緊張・焦燥症状が強く，仕事・会社に対してのみ落ちこむ「部分的うつ状態」を呈した。

　AさんはB産業医に相談に行った。産業医は身体的には異常所見がなかったので精神科医への受診が必要と判断した。彼は産業医の紹介でC精神科クリニックを受診した。C精神科医（主治医となる）は紹介状をもとに診察を行い，「適応障害」と診断した。

B. 発症要因の検討

　事例は新規事業のプロジェクトチーム次長に抜擢されたが，マネージメントが上手くいかず，成果が出ないことがストレス因となって発症した。個人要因である几帳面，生真面目で融通性が乏しい性格も関与し適応障害に陥った。このような適応障害は本邦では職場不適応症[1-3]とも呼ばれている。うつ病と適応障害・職場不適応症の差異を表に示す。

C. 治療

a. 診断書とクスリで

　C主治医は心身の休養をとらせることと職場ストレスから離すために，「休養加療が必要である」と診断書を書いた。次に，就業への不安・恐怖・焦燥・緊張や不眠症状をターゲットにして，抗不安剤と睡眠導入剤を投与した。

表 うつ病と適応障害・職場不適応症の差異

症状／疾患	うつ病	適応障害（職場不適応症）
意欲減退や抑うつ気分	生活全般に	職場・仕事が強い（部分的うつ状態）
病理	脳内神経伝達物質であるセロトニンの減少が有力仮説	自己嫌悪⇒自分が情けない⇒2次的なうつ状態
こころのエネルギー	減少	それなりにある
就業への不安・恐怖・焦燥・緊張症状	ない	強い
抗うつ薬の効果	あり	ない 抗不安薬の方が効果あり
治療的助言	ない	配置転換は著効を示すことが多い
休日と出勤日の差異	変わらない	休日は楽になる
好きなことは	意欲がでない	できる

（藤井久和博士[2]）の説を中心に，夏目 誠が追加）

b. 系統的精神療法

主治医は事例に対して症状が軽快した時点で，系統的精神療法を週に1回，計8回行った．

c. 精神科医による産業医への治療的助言

ケースのように職場・職務への適性が明らかにない場合に，藤井[2]が言うような職場関係者に，「適性に合った職務への配置転換が望ましい」という治療的助言を行う．Aさんは「プロジェクトチーム次長職は激務で，かつ高度なマネージメント能力が要求される」と言う．そこで主治医は「対応については，B産業医が，上司や人事課長と話し合う．私は産業医に，『プロジェクトチーム次長より同じ待遇の主幹への転換が望ましい』と助言する」と言った．

d. 産業医と職場関係者の対応

精神科医はAさんの今後の対応，特に職場復帰支援についてB産業医と話し合った．産業医も対応について賛成した．産業医は「今まで頑張った人であるから職場側も，何とかしたいといっている」と言い，人事や職場関係者と話し合い，治療的助言を受け入れた．Aさんに職場復帰プランを行った．すなわち，定型業務を行い，それがスムーズにできた6週間後から通常業務にもどった．3ヶ月後に産業医の診断を受け，「残業を行ってよい」との許可を得た．現在まで再発はない．

文 献

1) 小沼十寸穂：職場不適応と不適応症，労働科学研究所，東京，1971．
2) 藤井久和，夏目 誠，中村妙子，他：精神衛生の外来臨床からみた職場不適応症の研究，大阪府公衛研所報精神衛生編：15, 31-47, 1977．
3) 夏目 誠，藤井久和，浅尾博一，他：職場不適応症について―受診状況調査，発症要因と治療を中心として―，産業医学：24, 455-464, 1982．

〈夏目 誠〉

6. 医療現場でハラスメントが起きる背景と発生時の具体的対応

A. 事例

某総合病院に勤務して3年目の看護師Aさんは数週間前から不眠、頭痛が続いている。発端は半月前の入院患者の家族からのクレームだった。マンパワー不足の休日の午後、たまたまナースコールが重なって患者への対応に遅れが生じた。Aさんなりに緊急性を考慮した上で対応し、患者と家族に「多忙」を説明して了解が得られたものと思っていた。ところが翌日、B主任から詰め所でいきなり「『忙しい』は言いわけにならない」「あんたが愚図だから皆が迷惑している」と温度板で肩を突つかれ怒鳴られた。患者家族からB主任へ「看護師教育がなっていない」とクレームが入ったのだった。今春、配属されてきたB主任は責任感が強く、てきぱき仕事をこなすベテランで、内向的なAさんに対し、厳しい指導を始めた。例えば、夜勤明けの引継ぎしているAさんに向かって、「声が小さくて聞こえない」と言い、屋上で発声練習させたり、多忙なC師長が不在のカンファの時にかぎって、Aさんの報告内容のちょっとしたミスを聞き逃さず、「それじゃ、新人以下」、「任せられない」と途中で遮ったりした。Aさんが体調不良を周囲にこぼしていると、側で聞いていたB主任がいきなり、「この際、辞める選択肢もあるのでは」と言ってきた。AさんはC師長に泣きながら「もう、辞めたい」と相談した。

B. 解説

a. 医療現場でパワーハラスメントが起きる背景

① ミスが許されない

医療現場でのミスは命に関わる重大な結果を引き起こす可能性があるため、いったんミスが起きた場合、原因を追究し、当事者に厳しく注意、叱責するのは当然のことだろう。しかし、その叱責がミスという"行為"にとどまらず、当事者の"人格"にまで及んだり、個人的・感情的表現に傾いたりすると、相手へダメージを与えることになる。B主任のような医療従事者としての使命感に裏打ちされた仕事の"できる人"ほど、同僚や後輩への要求水準が高くなり、必要以上に厳しくなる傾向がある。「辞めた方が良い」などの退職勧奨に相当する表現は明らかに不適切である。

② 対人ストレスが高い

患者や家族は、病気という大きなストレスを抱えて不安定な状態にあり、不安や怒りを医療スタッフにぶつけてくることがある。近頃はクレーマーともいえる患者や家族が急増しており、本来業務のみならず心のケアも含めた高度な対応スキルが医療スタッフに求められる。そのため、医療スタッフは心身ともに疲弊してゆとりがなくなる結果、些細なことでスタッフ間に誤解やトラブルが生じる可能性がある。

③ 実力重視のスペシャリスト集団であるため組織統括の概念が乏しい

一般的に企業組織の場合，トップの社長以下ピラミッド型構造になっており，社長の戦略や方針に沿って組織が運営され，一定の秩序が保たれる．近年は，CSR（企業の社会的責任）が問われる中，ハラスメント等の逸脱行為に対して厳しく対応する潮流がある．しかし，医療機関では，i) 医師が独立したスペシャリストとして大きな権限を有し互いに関与し合わない，ii) パラメディカル（コ・メディカル）もそれぞれ職能，役割の分かれる実力重視の専門集団であり組織統制の概念が浸透しづらい，という医療機関のもつ閉鎖性，特殊性がハラスメント予防・対策を困難にしている．

b. 事例から読みとれること
① 組織の責任
　背景に，マンパワー不足などの職場環境に加え，患者対応の方針を病院全体のスタッフで明確に共有していたかという問題がある．基本的な対人スキルやチーム対応をマニュアル化したり，スキルアップ研修を実施したりすることによって，多忙な業務の中で生じやすいスタッフ間の衝突や患者・家族とのトラブルを防止することができる．これは病院の方針に関わる事柄であり，ハラスメントは往々にして，経営・管理レベルで解決すべき問題を温床に発生している事実がある．

② 管理者の責任
　管理者であるC師長は，日頃からスタッフ間の関係性に気を配り，職場で何が起きているのかの把握に努めるのは当然のことであり，事例のような問題が生じた場合，解決へ向けて中心的役割を果たす責任がある．

　Aさんが体調不良を訴えるにいたる以前に，管理監督責任者としてC師長はB主任，Aさんの日頃の仕事ぶりや二人の間に何が起きているのかを把握していたのだろうか？　B主任，Aさん両者はもちろん，他のスタッフにとっても働きやすい職場環境を整えるためにリーダーシップを発揮することができていたのだろうか．

③ 当事者の問題
　もともと責任感の強いB主任が職場異動を機に周囲から期待が寄せられてプレッシャーを感じ，自らもストレス過多の状況に陥っていなかったか．その結果，Aさんへの要求水準が高くなり指導を逸脱する言動につながってはいなかったか．B主任の業務の責任範囲，仕事量や配分など，具体的な働き方について確認する必要がある．

　看護職3年目のキャリアをもつAさんの日頃の仕事ぶりはどうだったのか．職場内での基本的な対人関係のとり方をはじめ，チームの一員として患者・家族対応の連携がスムーズにとれていたのだろうか．業務遂行上，Aさんの目下の課題は何だろうか．Aさん自身，自分の課題に気づいていたのだろうか．

c. 問題解決のポイント
① 管理者の役割
　Aさんから相談を受けたC師長は守秘義務を厳守しAさんの気持ちに寄り添って話に耳を傾け，客観的事実の確認を行う．Aさんの意志を確認し，承諾が得られればB主任からも個別に事情を聴く．b－③を参考に，単発の出来事にのみ焦点を当てるのではなく時系列に基づいて背景情報を含め事実確認していくが，批判的・感情的・独断的な姿勢・言動をとることなく，冷静で中立な態度

を保つよう努める。

② 相談窓口の役割

　近年，会社の内・外にハラスメントやコンプライアンス問題を相談する窓口を設置している企業が増えている。職場内で相談するには「後々居づらくなるのでは」，「相手から報復されるのでは」と不安がつのり，相談せずに我慢してしまうケースも多いため，別に相談窓口を設けることには大きな意味がある。窓口担当者は，職場の管理者に代わって事実確認業務を遂行し，その結果を組織内のルール（行動規範）に照らし合わせて，「ハラスメント委員会」が最終的な判断（処分）を行う。小さな綻びを組織の根底を揺るがす大問題へと発展させないためにも，相談窓口設置を含めた制度作りが今後ますます重要になっていくだろう。

③ 周囲のサポート

　自分自身が当事者であるかないかに関わらず，周囲でハラスメントを受けている人を見かけたら放置せず相談に乗り，意思を確認しながら問題解決へ向けてのサポートを行う。事例において，B主任のAさんに対する日頃の言動を見聞きしている同僚や先輩が，「職場内で起きている解決すべき問題」として，積極的にAさんの相談に乗り，C師長や窓口担当者へ相談することも有効な解決方法である。

　ハラスメント発生による被害は深刻かつ甚大であり，当事者のみならず周辺への長期にわたる悪影響は想像をはるかに超えるものがある。互いを思いやる心が，ハラスメントを生まない健全な職場風土作りにつながることを肝に銘じておきたい。

（岡田康子・志村　翠）

7. 教職員をめぐる対応　事例

A. 事例

　48歳女性，小学校教諭としてA小学校に勤務し5年が経過していた。子供3人と小学校教諭の夫の5人暮らし。X-1年4月に5年生の担任となった。元来まじめで，厳しい指導をする方だと自覚していた。保護者は理解を示し協力的で，1年後の成長を共に喜んでくれていたため自身の教育スタイルには自信をもっていた。これまでの厳しい指導を継続していたが，2学期後半に，それに反抗した生徒たちから「死ね，教師を辞めろ」等の暴言を受けるようになり，次第に授業を進行することが困難になり学級崩壊の状態になった。保護者からも「担任を変えてほしい」と書かれた匿名の手紙が送付される，など批判を受けるようになった。同僚に相談し，協力，支援を受けることができ，3学期をむかえることができた。しかし，X年2月に母親が病気で他界し，私生活においても多大なストレスがかかった。次第に不眠，抑うつ気分，意欲低下，希死念慮を認めるようになった。3月末から病休に入り，精神科診療所に通院開始となった。X+1年4月までほぼ1年間休職し，病状の改善を認めたため産業医面談を行った。病状は回復し，日常生活の活動レベルも問題はなく，復職への不安も軽減していたことから，5月に，本人の同意を得て教育委員会規定の職場復帰訓練を施行した。復帰訓練では，生徒や同僚とも十分なコミュニケーションがとれ，実際の授業も休職前とほぼ同等のレベルで行えていたこと等，校長からは高い評価を得た。この時期には，休職前に担当していた学年は卒業となったことと，復職後は担任業務ではなく，少人数担当になることを産業医面談で確認し，7月から復職になった。

B. 考察

　本事例では40代後半の女性の小学校教諭が学級崩壊や私的なことも重なりうつ病を発症した。文部科学省の調査では，平成20年度の精神疾患による教職員の休職者の性別は女性が2,810名（52.0％）と男性より多く，年代別では50代以上1,989（36.8％），40代1,947（36.1％）と40代以上で72.9％を占め，43.6％が小学校教諭であることが示されている[1]。その背景として，平成20年度の教職員の40代以上の割合は68.0％であり，性別（平成19年度の調査）では女性が50.3％と半数を占め，さらに小学校のみでは女性が61.7％を占めており，40歳代以上の女性の小学校教諭の絶対数が多いことがあげられる[2]。この40歳代以上は，本事例の母親の他界のように，両親の介護や自身の子供も思春期を迎える時期等が重なり，私生活上の問題を抱えることが多い。うつ病はホルモンバランスの関係やライフイベントの多さから女性の方が罹患しやすいと言われている[3]。我が国の教員に対して行われた調査においても，女性の方が男性よりもストレス強度とうつ尺度が高いという報告[4]や，女性は男性に比べて心理的な仕事の負担が量的にも質的にも高かったという報告[5]のように性差が示されている。文部科学省は，平成20年度の暴力行為の発生件数

は約6万件と3年連続で増加しており,小・中学校においては,調査開始以来,過去最高の件数を更新したと報告している[6]。暴力行為にまで至らない場合でも,本事例のような生徒からの暴言等は増加していることが想定される。このような職場での問題を抱えた際に,同僚や管理職に相談をためらう傾向にあることが言われている。さらに,尾木は昨今の教育現場を競争原理に基づく成果主義が人事考課性と相まって,職員室における「同僚性」や共同性,連帯性などを喪失させていると指摘している[7]。教職員におけるメンタルヘルス不全対策には,様々な教員特有の背景や社会の教育に対するニーズの変化等が存在し,解決策は述べること容易ではない。職場のサポート体制の充実,復職時の産業医による適切な介入等,事例ごとの柔軟な対応が必要である。

文　献

1) 「文部科学省教職員に関わる懲戒処分等の状況について」
   http://www.mext.go.jp/a_menu/shotou/jinji/1288132.htm
2) 「学校教員統計調査-平成19年度結果の概要」
   http://www.mext.go.jp/b_menu/toukei/chousa01/kyouin/kekka/k_detail/1278608.htm
3) Young E, Korszun A：Sex, trauma, stress hormones and depression. Mol Psychiatry. 15; 23-28, 2010
4) 菊岡弘芳：公立学校教職員におけるストレス状況とうつ傾向について.産業ストレス研究, 14; 179-182, 2007
5) 酒井一博：元気な先生,元気な子ども―教員の健康調査と提言―,労働の科学　62, 325-332, 2007
6) 平成20年度「児童生徒の問題行動等生徒指導上の諸問題に関する調査」
   http://www.mext.go.jp/b_menu/houdou/21/11/1287227.htm
7) 尾木直樹：教師の「こころ」がこわれる―その実態と打開のために―,労働の科学　62, 337-340, 2007

（中野和歌子）

8. 広汎性発達障害と就労支援

はじめに

　広汎性発達障害が注目されるようになり，これまで変な人だ，変わった統合失調症だと思われていた人が，広汎性発達障害を有する人であることがわかり，支援へ一工夫が加わることとなった。一方で，空気が読めない，話しが入らない，こだわりが強い，ということから，広汎性発達障害と安易に診断され，これによりむしろ支援者が困惑してしまうこともあるようにも思われる。広汎性発達障害を有する人への就労支援は，これまで取り組まれてきた統合失調症の人への支援と何ら変わるところはない。そもそも広汎性発達障害と後にわかっただけであって，これまで地域では統合失調症と「誤診」されてではあっても，十分に支援してきた例もあったはずである。

　広汎性発達障害を有する人がつまずきやすいポイントはある。そのことさえ念頭に置いておけばよいのである。広汎性発達障害を有する人は表現上は断固拒否しても，この人達の話は聞こうと思えさえすれば，ちゃんとその人達の話しは聞き，従いもするので，あきらめないことである。ただし文字通り受け取ってしまうので，注意しないといけない。些細なことでパニックになるが，そのことで支援者がパニックになってはいけない。パニックは仕方がないが，一方で本人にもパニックにならないように気をつけるように働きかけ続けることも必要である。また，時折本人と支援者達が直接顔を合わせて信頼関係を築き挙げることも大切である。とりわけ広汎性発達障害を有する人には，こうした形式がわかりやすく，私は常々，一同に会した面接の場を「最高決定の場」と伝えることにしている。

　ここでは，成人になり診断された広汎性発達障害を有する人の就労支援の経過を報告する。

A. 症例提示

　彼は，初診時33歳の広汎性発達障害の方である。言語発達は遅く，幼児期は一人で遊ぶことが多かった。10歳でどうにかスムーズに発声出来るようになった。大学までは大きな不適応はなかった。卒業後勤務した会社ではノルマがこなせず，無断欠勤をし，退職となり，以後職を転々とした。対人関係がうまくいかず，ものを投げたり，人を殴ったりのトラブルを起こした。33歳の時に私が勤務するクリニックを受診した。幼少期から対人関係がスムーズにいかず，抑揚のないトーンで不適切な言葉遣いをし，こだわり行動があり，また時折パニックを起こし，その結果トラブルに至っていた。WAIS-RでVIQ 78 PIQ 85 FIQ 79で，理解と絵画配列が低く，積み木は高かった。広汎性発達障害と診断し，支援を始めた。

　最初の1年間は，生活支援センターと協力し，日中の活動の場を設けた。積極・奇異型[1]であったため，受け身的に関わることを示唆した。生活支援センターでは，プログラムをルーティンと

して利用することが出来た．同時に，広汎性発達障害を有する人の対応に当時は「不慣れ」と感じていた生活支援センターの要請もあり，スタッフと発達障害全般に渡り勉強会とケース検討を行い，理解を深めた．

受診後3ヶ月目に生活支援センター，保健師，福祉担当者，PSWを含めた最初の合同面接を行い，受け身型で臨むということを確認し，生活支援センターでのSSTに導入し，それをリハビリと位置づけた．合同面接の前には，支援者だけで検討の時間を作り，当初は，発達障害についての理解を深めていくということに時間を費やした．以後3，4ヶ月に1回の合同面接を行っている．

1年後，プログラムの他に，余暇の過ごし方，として地域のイベントにも一人で参加した．自分の自由な時間までも余暇の過ごし方という位置付けにするということに当初支援者は驚いていたが，合同面接の場を利用することで，それは広汎性発達障害者らしさなのだという理解も深めていった．同じ頃，障害者就労促進協会にも加わってもらい，合同面接にも参加してもらった．

1年半後，障害者委託訓練の実習に参加した．その際の手続きで，福祉事務所の人が失礼な行為をしたと不安が募ることがあり，帰宅途中人身事故がありさらにストレスが加わったが，対処することが出来た．こうした際彼は，報告書を作成し，クリニックや生活支援センターへ報告し，支援者の常識的なフィードバックにより安定するという状態となった．

3年後の彼が36歳の時にデータ入力といった業務内容でのトライアル雇用が始まった．業務自体は順調にこなし始めていた．ところが自らこまめに休憩をとり，気分転換のために体操を取り入れたが，それはオフィスの入り口で行ってしまうといった不適切な行動であった．すでに支援者は，彼のこうした行動に戸惑うことがなくなっていた．トライアル雇用3ヶ月目で，正確さとスピードが求められる状況がストレスとなり，通勤中に不安発作を起こした．これを機に職場の上司との連携も深め，彼はスピードよりもまじめに正確に取り組むことが彼のよいところであることを共有できることとなった．仕事の終わりに上司に，お疲れ様の一言をかけられたとき，いつもは「○（彼の名字）くん」と言われるのを「あなたもね」と言われパニックなるなどの些細なことでのパニックは繰り返し起こったものの，このようなことはあるのだと彼も支援者も了解をし，大きなトラブルになることはなくなった．その後彼は就労し，現在に至っている．

振り返ってみると，支援者は，広汎性発達障害という診断への戸惑いから知的な理解へとすすみ，気がつくと，広汎性発達障害者を支援するという視点から広汎性発達障害を有する彼を支援するようなったように思う．つまり，私たち支援者の視点は，広汎性発達障害から彼自身に移っていったとも言えるのではないだろうか．

まとめ

小澤[2]は，「自閉症児ということばは成立し得ても，何故，胃腸障害者ということばが成立し得ないのか」と問い，その答えとして，「まず疾病が発見されるのか，それとも排除すべき人間として定められているのか，である」と言う．一歩間違うと，広汎性発達障害という診断は，親を非難されることから救い，支援者の戸惑いやつまずきもまた広汎性発達障害故であるというエクスキューズで支援者をも救うことが出来る．こうした共謀関係により，広汎性発達障害を有する人達をみることは，巧妙に回避される．

発達障害概念は，発達障害を有する人達を支援するためのツールであり，それ以上でもそれ以下

でもない。この改めて手に入れたツールをこれまで築き上げてきた基盤に取り入れ，積極的に支援していかれることを私は期待したい。

文　献

1) Wing L：Syndromes of autism and atypical development. Handbook of autism and pervasive developmental disorders 2nd edition (Cohen DJ, Volkmar FR eds), John Wiley & Sons, Inc., New York, pp, 148-170, 1997.
2) 小澤　勲：自閉症とは何か．洋泉社，2007.

〔木村一優〕

9. 職場での自殺企図発生時の対応

A. 事例1：自殺をほのめかされた時の対応

Aさん（30代男性）は4ヶ月前から深夜までの仕事の残業が続いていた。最近，元気がない様子であったが，1週間前に仕事のミスをして上司に厳しく注意をうけた。その後，目立って元気がない状態で，周囲には「もうだめだ」と漏らしていた。
⇒解説1：以前より過重労働であり，うつ状態が発症していた。仕事のミスなども認める状態であった。「もうだめだ」というような自殺のサインに気づいたときには周囲は，腫物にさわるような態度をとらず，真剣に話を聴くという姿勢で，「よければ悩みを話してくれないか」と伝え，話してもよいという保証を与えることが必要である。

a. 場面1

BさんはAさんに「よければ悩みを話してくれないか」と伝えた。Bさんが傾聴したところ，Aさんは次のような悩みを打ち明けた。
・ここ数ヶ月，残業続きで，それでも終わらず何とか土日にも仕事をしている
・最近，仕事のミスも目立つようになり，上司から怒られることが多い
・朝調子悪くて仕事を休んでしまったり，遅刻したりするので，上司に「こんなことなら，もうくびだぞ」とさらに怒られる。
・それ以来，時に死にたくなることもあるが，具体的に計画はしていない
Bさんは「ずいぶんと苦労していたね」と本人がこれまで一生懸命に頑張っていたことを労った。
⇒解説2：悩んでいた人に対してまず行うべきことは傾聴である。良い悪いという評価は後回しにして，相手の話を聴く姿勢を示すことが重要である。傾聴により孤独な状況で悩みを抱えている本人の苦痛を和らげることにもなる。そして，傾聴したうえで，話をしてくれたことやこれまでの本人の努力を認める「承認」のメッセージを伝えることが大切である。

b. 場面2

BさんはAさんの話を聴いた上で，健康を崩しているように感じ，うつ状態になっている可能性もあると考えた。「うまくいっていないことの背景に健康問題もあり，そのことを和らげていこう」と伝えた。「私も一緒に立ち会うから」と説明し，上司や保健師と相談することを勧めた。
⇒解説3：本人の抱える問題を共有し，解決していこうという姿勢を示す。そして，問題解決に向けて，職場の上司や健康管理に関わるスタッフ（産業医，保健師）と連携して，本人を支援していく体制を構築することが大切である。本人が言いづらいこともあると思うので，スタッフとの連携当初は悩みを聞いたものが一緒に同席して本人をサポートすることも検討する。

c. 事例のまとめ

職場で自殺のサインを発しているものに気づいたときには，職場の管理者や健康管理に関するスタッフと連携して支援の導入を図ることが最初のゴールである．そのために，自殺のサインに気づいたものは，悩みを傾聴することが支援の出発点となる．

B. 事例2：自殺企図発生時の対応

職場のトイレでゴソゴソと音がして様子がおかしいため，Bさんが「大丈夫ですか」と呼びかけると，Aさんがトイレの中で「うー」とうなっていた．Bさんは急いでドアを開けるとAさんがフックにネクタイをかけて首を吊り自殺を図ろうとしていた．ネクタイで頸部が締まり，Aさんの顔面が真っ赤となっていた．
⇒解説1：自殺企図の手段を確認した．縊頸による自殺企図は致死性が高く重篤な手段である．Aさんの顔面は赤くなり，自殺企図を図ったところである．緊急対応が必要である．

a. 場面1

Bさんがただちに「大丈夫か」と声をかけると，Aさんは「う～，大丈夫だ，死なせてくれ」とかすれ声で話した．BさんはネクタイをAさんの襟から直ちに外した．自発的な呼吸もある状態であった．
⇒解説2：生命徴候を確認したところ，疎通が取れる程度の意識があり，自発的な呼吸がある．どの程度，脳血流が停止していたかはこの段階では不明であるが，緊急性を高く見積もり対応する必要がある．
⇒解説3：再企図の危険性も高く，自殺の手段を取り除くこと（自殺のアクセス防止）が必要である．

b. 場面2

Bさんは携帯電話で「トイレでAさんが倒れているのでただちに何名かよこしてください」と上司に連絡をした．
⇒解説4：今後の緊急対応を考えると，Bさん一人では対応は困難であり，協力してくれるスタッフを集めることが大切である．

c. 場面3

Bさんは，「何か飲んだりとか怪我したりしていないか」と問いかけたが，Aさんは何も語らなかった．Bさんは，Aさんの身体外傷を確認したところ，左手首に傷があり，出血しており，カッターが放り投げられていたことに気づいた．ハンカチで傷に手をあて，簡単な止血処置を開始した．
⇒解説5：自殺企図の手段は一つとは限らないため，本人の身体やその周囲を確認する．外傷などがある場合には，可能な範囲で外傷処置等を行う．

d. 場面4
　BさんはAさんに「自分でやったのか」と聞くと，「その通りだ」という。
⇒解説6：外傷を発見した場合でも，単一な手段の自殺企図とは限らないため，さらなる自殺企図行為を合併しているかどうか確認する。

e. 場面5
　BさんはAさんに「心配しないでください。でも，体調が心配です。病院に私が連れて行きます」と説明するも，Aさんは「行きたくない，死なせてくれ」というばかりである。
⇒解説7：重篤な手段を実行しており，救急医療機関への速やかな搬送が前提であり，本人に救急搬送する旨を伝える。

f. 場面6
　携帯電話で呼ばれたCさんとDさんがトイレに駆け付けた。BさんはCさんに救急車を呼ぶように伝えた。また，Dさんに救急箱を持ってくるように伝えた。
⇒解説8：それぞれに手分けをして，本人の支援を実施する

g. 場面7
　Bさんは，「死にたかったのですか」と自殺念慮を確認し，今大変なことに対して，支援することを伝えた。
⇒解説9：支援を表明することを伝えることで，安心につなげる。

h. 場面8
　Cさんから妻へも電話連絡を入れ，経緯と救急搬送する旨を伝え，病院へ行ってもらうように伝えた。
⇒解説10：自殺企図の経緯や救急搬送する旨を家族等周囲に連絡して，搬送機関へ行くように伝える。また，受診までの連絡方法についても確認する。

i. 事例のまとめ
　職場で重症な自殺企図が発生した場合には，第一の目標は本人の救命である。即座に手段等を確認し，救急受診につなげることが必要である。本人を安心させるように感情的な態度はとらず，温かみのある対応を心がける。周囲と連携して，迅速に対応することが求められる。

〈大塚耕太郎，酒井明夫〉

10. 労災認定後に損害賠償請求に至った事例〜職場復帰後に自殺〜

A. 事例の概要

　本人は企業の技術系の管理者であり，社をあげたプロジェクトのリーダーを任され，30名近くの部下と一緒に新機種の技術研究開発に研究所において取り組んだ。当初開発は順調であったが，6ヶ月頃から開発がうまくいかなくなり，1年経過時点で本社命令でプロジェクトチームは解散することとなった。業務開始からチーム解散までの本人の上司，部下との人間関係は良好であった。本人は数ヶ月，同研究所に残り残務整理を行った。残務整理が完了した後，本人は本社の開発本部に異動したものの開発業務が達成できなかったことに責任と不全感を感じていた。異動1ヶ月後，違うプロジェクトの責任者の内示を受けた。以前のことがあり，本人は気乗りがしなかったが，上司の命令に逆らうことはできず，引き受けることにした。プロジェクト開始後2ヶ月目頃から熟眠ができず早朝覚醒，倦怠感，抑うつ気分が出現した。このため病院の精神科を受診し，うつ病と診断され，3ヶ月間の自宅療養となった。

　主治医によりおおよそ回復したと判断されたことから職場復帰を考慮することとなり，かなり軽減した職務ではあったが何とかこなせるという状況であったため，職場に復帰した。しかしながら，職場復帰して1ヶ月後から元気がなくなり，倦怠感が出現してきた。職場復帰の後，産業保健師，産業医などの産業スタッフの面接を週1回受けていたが，倦怠感を訴えていたのでスタッフも本人の精神状況に大いに不安を感じていた。上司は，元気がなくなったので気分転換の計らいで，数日間の出張を命じたが，帰社後急激に抑うつ状態が再燃したため，産業医が通院中の精神科ではなく違う精神科での治療を受けるように指示した。しかしながら紹介された精神科へ受診する前日になり，自死に至った。

B. 本事例のストレス評価

　この事例はICD-10でいうところの「うつ病エピソード」の典型例と思われる。労災認定に際し，重要な点は，発病6ヶ月前の期間に業務過重が存在したかどうかである。発症前に開発業務が結果的に中止となり撤退せざるを得なくなったことの責任も被災者は感じており，この業務達成が失敗に終わったということが，ストレス評価表の「ノルマが達成できなかった」に該当し，ストレス強度の評価は中等度「Ⅱ」で，その後，残務整理で研究所に一人残ったことなどを考慮するとある程度の業務加重が持続していたことが認められた。管理職であるため残業時間の把握は難しいが，妻からの帰宅時間の確認，同僚，上司からの証言により終電がなくなりタクシーで帰宅していたこともわかり，長時間労働が恒常化していたことが事実認定された。そして発症時点では「配置転換があった」で，ストレス強度は中等度「Ⅱ」，さらにチームリーダーを任されたという「新規事業の担当になった」で，ストレス強度中等度「Ⅱ」，その上恒常的長時間残業がストレス強度中等度

「Ⅱ」と判断され，特に業務過重の状態であったという理由で，本人に発症した「うつ病」は，業務が有力な原因として発症した精神疾患として業務上と判断された．この入り口が認められ，職場復帰した後のうつ病の再燃も完全に完治していなかったとして，一定期間内に行われた自殺であり，精神疾患の専門部会で検討された上で業務上となった．

C. 企業のリスク管理

　提示した事例は，労災認定された後に遺族が企業に損害賠償を請求した事例である．企業は，専属の産業医，保健師，嘱託精神科医も勤務しており，従業員の健康管理には力を入れていたが，上司と健康管理室との連携ができていなかったことは否めない．訴訟では出張に耐えうる健康状態であったか否かが争点となったが，判決は出張に出す時点の健康上の問題を企業が見逃し，安全配慮義務に欠けた対応がなされたとして企業側と原告側で和解が成立した．その後，同企業では健康管理の観点から出張や残業に関して就業制限の措置票を通して職場上司と健康管理室の連携が図られている．このように企業全体が過重労働に配慮し，上記面接を通して精神科受診を促したり，あるいは長時間残業を禁止するなどの就業上の措置を行うことにより労働者の危機的状況に陥らせないリスクマネジメントが必要であることは論をまたない．そして，企業は安全配慮義務を遵守することが，労災を巡る訴訟や同義務を巡る損害賠償請求から自らを守ることに繋がり，何よりも企業の生産性を上げるためにも労働者の健康が前提になるという認識を忘れてはならない．

〔黒木宣夫〕

11. 自傷と他害行為

　本論では，職場において自殺企図や自傷行為や，他者への暴力行為や迷惑行為，犯罪行為などの他害行為を認めた場合の対応について，重要なポイントをいくつか説明していく。

A. 自傷，他害行為について

　精神保健及び精神障害者福祉に関する法律（以下，精神保健福祉法）では，自傷他害は『自殺企図等，自己の生命，身体を害する行為（以下，自傷行為）又は殺人，傷害，暴行，性的問題行動，侮辱，器物破損，強盗，恐喝，窃盗，詐欺，放火，弄火等他の者の生命，身体，貞操，名誉，財産又は社会的法益等に害を及ぼす行為（以下「他害行為」といい，原則として刑罰法令に触れる程度の行為をいう）』と定義されている。精神障害においてこうした自傷・他害が存在する，またはその恐れがある場合には同法の規定により措置入院が必要となるが，関連の精神障害としては「抑うつ状態，躁状態，幻覚妄想状態，精神運動興奮状態，昏迷状態，意識障害，知的障害，人格の病的状態などの病状又は状態像」などが挙げられている。

B. 自殺企図や自傷行為を認めた場合の現場の対応

1. 再企図の防止：さらなる自傷や自殺企図に至る危険な行動を防止する。
2. 応援を呼び，対応するスタッフを集める：重症度が高いものへの初期対応や，家族，関連機関などとの連絡をとる必要が生じるため，十分に対応できる人員を集めておくことが望ましい。可能ならば職場内で当初から対応するスタッフを決めておくと現場が混乱しなくてよい。複数で対応することが望ましい。
3. 現時点での生命徴候を確認する：例えば呼吸や脈拍，声掛けに反応するか等，現場で可能な生命徴候の確認を行う。
4. 手段の確認：可能であれば本人よりどのような手段を用いたかを確認する。手段は複合的である場合も少なくない。とくに致死的な手段の場合，医療機関への搬送後すみやかに治療が行われるようにするためにも，手段の確認は重要である。
5. 支援の表明：コミュニケーションが成立可能である場合には，対応するスタッフは本人に対して心配していること，支援する意志のあることを伝える。
6. 安心を与える：穏やかで落ち着いた雰囲気でゆっくりとした口調で対応し，本人に安心を与える。丁寧な応対を心がける。
7. 身体損傷に対する初期対応：生命兆候を確認したうえで，現場でできる応急処置を行う。重症度が高い場合には，救命処置を最優先して対応する。
8 自殺念慮や経緯についての確認：客観的に外傷があったとしても犯罪の被害者である場合もある

ため，自殺企図や自傷などで故意に自身を傷つけたのかを確認する．また，自殺念慮がその時点で存在しているかどうかを確認する．企図に至った経緯について問いかけ，その訴えを傾聴する．傾聴は再企図の危険性を減弱する手段でもある．

9. 危険性の判断：自殺念慮やその背景となった経緯を問いかけ，傾聴しながら心理状態を把握する．自殺念慮や自己のコントロール感，精神状態，抱えている問題，サポート体制等から総合的に再企図の危険性を判断する．

10. 医療施設との連携：身体損傷に対する治療を行うために，受診する医療施設を早急に検討する．重症度が高い場合には消防署に連絡し，救急搬送の手続きを行う．家族がすぐに来られない場合も多々あるため，職員も同行する．現場では医療スタッフとのやりとりや家族への連絡などさまざまな対応が求められる場合もあり，複数での対応が望ましい．一方，身体的にも精神的にも重症度が低い場合には，本人や家族など周囲の意向も踏まえながら対応する．

11. 周囲への連絡：家族など周囲に経緯を告げて救急受診に関する情報提供を行い，原則として家族にも医療機関に受診してもらう．

12. 継続的な支援体制の構築：継続的な心身治療や抱えている問題の解決のために，職場の産業保健スタッフが継続して対応していけるような支援体制を構築する．

C. 他害行為を認めた場合の現場の対応

a. 対応体制を構築する

他害行為が繰り返されることを防止し，被害を最小限にするための現場での体制づくりを行う．職場でのマニュアル等が整備されていれば，その内容に沿って対応を行う．

1. 応援を要請する：危険性が高い場合もあり，かつ現場では関係者への連絡や本人への対応，被害者への対応などさまざまな対処を求められる可能性がある．他害行為を行った本人に対しては複数で対応することが望ましい．

2. 役割を分担する：本人への対応，関係部署や関係機関への連絡，被害者・被害への対応など，現場での対応を各自が役割分担して協力する．

b. 他害行為を行ったものに対する対応

本人の他害行為を防止し，安全を確保する必要がある．また，背景に精神障害があって，結果として他害行為に及ぶ事例に対して必要な対応を講じていく．

1. 危険性の確認：他害行為に際して，危険物を使用するなど危険性が高い場合もある．危険性が高い場合には，職員の安全を確保することが優先されるため，施設全体への連絡，避難等も必要となる．切迫した状況の場合には，職員の安全確保，周辺への被害の拡大を防止することを最優先として行動する．精神障害によって他害行為に及ぶものでは，自殺の危険性も同時に高いことも想定する．

2. 初期対応：一定の距離を保ちながら，感情的に刺激しないよう落ち着いて，穏やかに，かつ冷静に対応する．必要に応じて，避難するための出入口が複数ある場所で対応するなど，対応する環境設定に留意する．

3. 他害行為の状況を確認する：客観的に確認される他害行為の状況（場所，日時，他害行為の内

容，経緯等）について確認する．特に，精神障害が背景にあるかどうか，他害行為に及んだ理由や原因について情報収集し，置かれた状況の把握に努める．

4 本人を保護することを検討する：職場だけでの対応が困難なほど切迫している場合には，警察や保健所，医療機関等の関係機関と連携した対応が求められる．その時点で危険性が著しく高い場合には，速やかに警察に通報する．

5. 精神障害が背景にある場合の支援体制：他害行為の背景に精神障害が存在する場合，治療導入や治療継続，そして業務調整など支援体制を構築することが求められる．また，本人が偏見的に職場で排除されないような配慮が必要となる．

c. 被害者への対応

他害行為により被害を受けたものがいる場合，速やかに初期対応を行う．被害者の心理状態やニードを踏まえて対応する必要がある．

1. 被害者の安全を確保する：被害者を現場から移動させ，他害行為を行ったものから避難させる．支援の表明を行い，穏やかに声掛けをし，安心を与える．

2. 被害者の健康状態を確認する：被害者の心身面の健康状態を確認し，暴力行為で外傷があるような場合等，すみやかに救急処置を行う．また，重症度に応じて医療機関の受診時期を決定する．

3. 被害の状況を確認する：客観的事実を確認する．確認にあたっては調査的な質問をするのではなく，被害者の話に傾聴する姿勢をとりながら心理的に配慮し，その一方で情報収集も行う．

4. 職場組織として対応する：被害者に対する支援として，医療機関の受診，業務調整，法的対処等について，職場としても産業保健スタッフを中心として組織的に対応して支援していく．被害者の状態やニードを踏まえて効果的な支援に結びつける．

5. 周囲への連絡調整：被害者の家族など周囲へ連絡をとり，経緯や本人の健康状態について情報を提供し，連携を取りながら支援する．

〈大塚耕太郎，酒井明夫〉

12. 自分は仕事のために精神障害が発症したと強く主張された場合の対応

A. 事例提示

　35歳の独身の男性社員でSE関係の業務に従事している。大手通信業者に4年前に中途入社したが，以前の職場とは勝手が違い，入社直後から業務遂行に困難を覚えたという。上司はそれなりの対応・助言はするものの，抱え込む傾向が強く，結果的に残業をして帳尻を合わせる状態が2ヶ月続いた。

　そんなある日，心療内科から「抑うつ状態のため3ヶ月間の休養を要す」という診断書が職場に提出され，そのまま休職となった。休職して4ヶ月目に「復職可能」という診断書が提出され，復職した。

　しかしながら，復職後も仕事のパフォーマンスは上がらず，そのことで復職後2週間目に上司と話し合った翌日から，再び出社しなくなった。今度は別の精神科医から「心因反応」という診断書が提出された。

　再休職して1年が経過し，再休職が2ヶ月以内だったため社内規定で最初の休職期間も合算されたため，休職が認められる最長2年が近づいたことから人事担当者が連絡を取った。

　すると，「自分は仕事のために精神障害が発症した。上司の指導もパワハラだった。労災申請も考えている」と強く主張する。その後も職場関係者と本人と何回か話し合いがもたれたが，主張は変わらず，休職満了期間が近づき，職場関係者はその対応に困惑している。

B. 対応をめぐって

　勤労者の権利意識が高まったせいか，善し悪しは別にして類似のケースを経験した職場関係者は多いのではないか。誠実な説明と話し合いが基本となるのは言うまでもないが，職場の規模や産業精神保健スタッフ・人事労務担当者の有無によっても対応方法は異なると考えられる。以下，一般論を述べたい。

1. 新入社員研修，業務量，残業時間，パワハラを含めた上司の指導など事実関係を把握する。
2. 産業保健スタッフが拡充している場合は，産業医を中心として病状や診断名，予後，労働能力などを把握するため，主治医との連携などを模索する。
3. 最初の復職判定に関して，社内的にその方法や妥当性を検討する。
4. 休職満了による退職に関する事項について，就業規則やその適用について，本人への告知や時期などの適正を確認する。
5. 配偶者など家族がいる場合は，家族に対しても職場での実情や，家庭での様子について可能な範囲で話し合う。

職場関係者にとって頭が痛いのは，以上のようなことを踏まえ，職場側に何ら問題がなく個人要因が強いと思われる例でも，「労災うんぬん」や「労働基準監督署」などが持ち出されるのは避けたいところであろう．しかし，注意したいのは，そうした臆する気持ちから曖昧な対応や例外的な対応を取ると，事態はますます混乱する点である．とくに，一度でも例外的な便宜（休職期間の延長など）をはかると，何度でもそうした例外的な対応が求められることになる．また，そうした対応が続くと，周りの上司・同僚からの不平不満が高まり，職場のモラル低下を招きかねない．

　また，問題発生当初に，本人に良かれと思って上司が甘い対応をとってしまい，結果的に職場が抱え込んでしまっている場合も散見される．したがって，就業規則を含めた休職者への初期対応について，管理職向けの職場のメンタルヘルス教育が不可欠である．

　すなわち，職場関係者は誠実な対応を基本としながらも，就業規則にもとづいて毅然たる対応を示す必要がある．もちろん，人事労務担当者だけの判断ではなく，社長以下，職場上層部の基本的な理念明確化が求められる．

文　献

1) 大西　守，廣　尚典，市川佳居，編：職場のメンタルヘルス100のレシピ，金子書房，東京，2006.

〈大西　守〉

Ⅶ. 職業性ストレスとその対応

1. ストレスと職業性ストレス

A.「ストレス-脆弱理論」に基づく

　ストレス評価は厚生労働省の「心理的負荷による精神障害等に係る業務上外の判断指針」または精神障害の労災認定について判断する指針[1]（以下，指針）の中で，重要な基準になっている。なぜなら指針は成因として図1[2]に示した「ストレス-脆弱性」モデル[1]を採用しているからである。そして図1のようにストレス評価は，2軸のうちの1軸をなしている。もう一方の軸は「反応性・脆弱性」である。有力な作業仮説はあるが，反応性・脆弱性の測定法がない。一方，ストレス強度は労働基準監督署の調査を含め，一定レベルで測定は可能である。ストレス評価の実際について解説を行うとともに，ライフイベント法について説明をする。

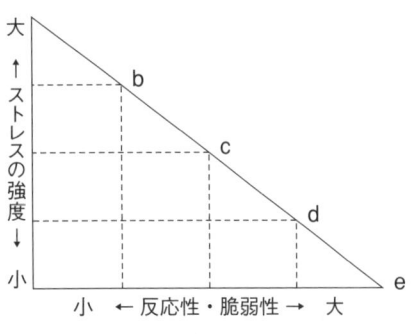

図1　「ストレス-脆弱性」モデル[2]

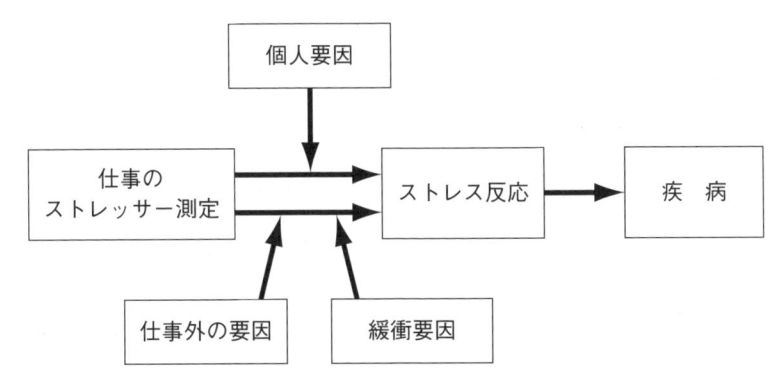

B. NIOSHの職業性ストレスモデルと職業性ストレス

　ストレスモデルには，さまざまなものがあるが。指針では図示したNIOSH（米国の国立労働安全衛生研究所）の職業性ストレスモデル[3]を採用している。

図2　NIOSHの職業性ストレスモデル
米国国立職業性安全保健研究所(NIOSH：National Institute for Occupational Safety and Health)がモデルを作成した。(原谷，川上：産業医学ジャーナル，22，1999から)

図2のように疾病発症には5つの構成要因が関与している。ストレス反応が強ければ疾病発症につながる。職業性ストレスの評価が基本になっている。わが国における労災認定では，職業性ストレスの評価がポイントになる。それが強度であれば業務起因性につながる。

文　献

1) 労働者労働基準局長通達「心理的負荷による精神障害等に係る業務上外の判断指針」，平成11年9月14日，基発第544号
2) 改訂版精神障害等の認定と事例：厚生労働省労働基準局補償課編，労務行政，2006.
3) 原谷隆史，川上憲人，荒木俊一：日本版NIOSH職業性ストレス調査票の信頼性及び妥当性，産業医学　35（臨時増刊），S214，1993.

（夏目　誠）

2. ストレス測定

A. 指針によるストレス評価─職場における心理的負荷評価表

「心理的負荷による精神障害等に係る業務上外の判断指針」におけるストレス評価は「職場における心理的負荷評価表」と「個人のそれ」の二つの表で構成されている。労災であるから職場ストレスがポイントになる。それは7類型43項目の職場ストレスを「Ⅰ」,「Ⅱ」,「Ⅲ」の3段階の強度にして評価にしている。**表1**にその内容の1部を示した。①事故や災害の体験（2項目）,②仕事の失敗,過重な責任の発生等（14項目）,③仕事の質・量の変化（5項目）,④身分の変化等（5項目）,⑤役割・地位等の変化（8項目）,⑥対人関係のトラブル（5項目）,⑦対人関係の変化（4項目）である。「Ⅲ」が最もストレス強度が強く,「Ⅱ」は中等度,「Ⅰ」は軽度である。

表1 指針によるストレス評価

出来事の類型	(1) 平均的な心理負荷の強度				(2) 心理的負荷の強度を修正する視点
	具体的出来事	心理的負荷の強度			修正する際の着眼事項
		Ⅰ	Ⅱ	Ⅲ	
②仕事の失敗,過重な責任の発生等	交通事故（重大な人身事故,重大事故）を起こした			☆	事故の大きさ,加害の程度,処罰の有無等
	労働災害（重大な人身事故,重大事故）の発生に直接関与した			☆	事故の大きさ,加害の程度,処罰の有無等
	会社の経営に影響するなどの重大な仕事上のミスをした			☆	失敗の大きさ・重大性,損害等の程度,ペナルティの有無等
	会社で起きた事故（事件）について,責任を問われた		☆		事故の内容,関与・責任の程度,社会的反響の大きさ,ペナルティの有無等
	違法行為を強要された		☆		行為の内容,強要に対する諾否の自由の有無,強要の程度,社会的影響の大きさ,ペナルティの有無等
	自分の関係する仕事で多額の損失を出した		☆		損失の内容・程度,関与・責任の程度,ペナルティ有無等
	達成困難なノルマが課された		☆		ノルマの困難性,強制の程度,ペナルティの有無,達成できなかった場合の影響等
	ノルマが達成できなかった		☆		ノルマの内容,困難性・強制性・達成率の程度,ペナルティの有無,納期の変更可能性等
	新規事業の担当になった,会社の建て直しの担当になった		☆		プロジェクト内での立場,困難性の程度,能力と仕事内容のギャップの程度等

B. ライフイベント法― SRRS とストレスフルライフイベントに関する面接

ライフイベント法はストレッサーからのストレス度測定法である。その代表的なものが，アメリカの医学者である Holmes[1] らが作成した社会的再適応評価尺度（SRRS：Social Readjustment Rating Scale）法である。5,000 人の患者を対象とし，生活史を中心としてライフイベントを調査した。それに基づいて 43 項目からなる調査票を作成し，個人が感じるストレスの程度を結婚＝50 点とし，これを基準に 0 点から 100 点の間でそれぞれのストレッサーの強度を自己評点させ，対象者における各項目の平均点を求めライフイベント得点とした。すなわちライフイベントが生じた場合に，個人が再適応するために要するエネルギーを測定したものだ。このようなライフイベント法は多くの追試や発展的研究がなされ，現在まで 1,100 件を超える多くの論文が各国で報告されている。現在では半構造化された面接を中心に行う Stressful life event の研究[2] が多い。

ライフイベント法の妥当性として，Turner ら[3] は社会・環境的ストレスへの暴露に対する客観的評価（その生起の有無や，誰に，いつ，イベントが生じたか）を重視するものであると指摘している。また点数で表示なのでわかりやすく，比較しやすい。

表2　勤労者のストレス点数のランキング[4]　（1,630 名を対象に調査）

順位	ストレッサー	全平均	性別 男	性別 女	年齢別 〜19歳	20歳〜	30歳〜	40歳〜	50歳〜
1	配偶者の死	83	83	82	82	85	84	80	78
2	会社の倒産	74	74	74	72	72	75	77	78
3	親族の死	73	71	78	74	72	77	72	73
4	離婚	72	72	72	75	74	71	70	67
5	夫婦の別居	67	67	69	67	67	70	67	68
6	会社を変わる	64	64	62	61	61	66	67	70
7	自分の病気や怪我	62	61	67	63	60	64	63	65
8	多忙による心身の過労	62	61	67	62	61	64	62	59
9	300 万円以上の借金	61	60	65	70	63	59	56	59
10	仕事上のミス	61	60	65	62	58	61	64	66
11	転職	61	61	61	57	57	65	66	64
12	単身赴任	60	60	60	61	59	61	62	61
13	左遷	60	60	59	61	56	62	62	64
14	家族の健康や行動の大きな変化	59	58	63	57	57	63	61	59
15	会社の建て直し	59	59	58	54	55	61	66	64
16	友人の死	59	58	63	70	65	55	50	50
17	会社が吸収合併される	59	59	58	55	55	61	65	66
18	収入の減少	58	58	57	57	55	61	59	60
19	人事異動	58	58	58	56	54	61	62	59
20	労働条件の大きな変化	55	54	56	53	52	56	58	54

注：点数が高いほどストレス度は強い。20 位までを示した。

C. 勤労者のライフイベント得点

a. 勤労者のストレス点数

我々[4]は勤労者のストレス強度を把握するため，前述の SRRS の内容を日本の実情にあうように改変し，勤労者に多くみられる 18 のストレッサーを追加した 65 項目からなるストレス調査票を作成した．4 社に勤務する 1,630 名の勤労者を対象に調査を行い，結婚によるストレス度を 50 点として，それを基準に 65 項目のストレッサーについて自己評価させた．1,630 名の平均点（ストレス点数，ライフイベント得点と同じ）を求め，さらには性・年代・職種・ポスト・勤続年数別のそれを示した．点数が高いほど，ストレス強度が強い．その結果の一部を表 2 に示す．

b. Holmes らの研究との比較

我々の結果を Holmes の研究成果と，点数について比較した．年代や対象者層の相違はあるが，全体では点数の相関係数は 0.82 であった．65 項目を内容別に，「職場生活」・「家庭生活」・「個人の生活」・「社会生活」の 4 群に大別した．

点数の相関を求めると「家庭生活」では相関係数は 0.96，「社会生活」では 0.90，「個人生活」では 0.80 であり，高い相関が見られた．しかし，「職場生活」は 0.49 と他の 3 群と比較して，低い値を示した．すなわち我が国の勤労者の職場に関するストレス点数は，Holmes の点数と比較して高得点であった．このことより我が国における勤労者の会社や職場へのストレス度は高いと考えた．

文　献

1) Holmes TH, Rahe RH.：The Social readjustment rating scale, J. Psychosom. Res. 11：213-218, 1967.
2) Elaine Wethington, George W. Brown, and Ronald C. Kessler：インタビューによるストレスフル・ライフイベントの測定，シェルドン・コーエン，ロナルド C．ケスラー，リン・アンダー・ウッド・ゴードン編著，監訳者小杉正太郎，ストレス測定法，川島書店，PP83-113，1999.
3) R, Jay Turner and Bliar Wheaton：チェックリスト法を用いたストレスフルライフイベントの測定 (Sheldon Cohen, etal，小杉正太郎監訳）ストレス測定法，川島書店，PP39-81，1999.
4) 夏目　誠，村田　弘，藤井久和，他：勤労者におけるストレス評価法（第 1 報）―点数法によるストレス度の自己評価の試み―．産業医学　30：266-279，1988.

（夏目　誠）

VIII. 労働者災害補償保険法と精神障害の労災認定―因果関係の基本的考え方等―

1. 労働者災害補償保険法と労災認定

A. 労働者災害補償保険法の目的

　我が国では労働者災害補償保険法（以下，労災保険法[1]）は1947年9月1日に施行されたが，この法律は，労働者とその家族が健康で明るい生活をするために労働災害を防止し，万一労働災害が発生した場合には速やかに可能な限り高度で適切な医療を行うとともに，負傷や疾病の療養中の生活を補償し，さらに治癒・症状固定後に後遺障害の等級を認定した上で等級の程度に合わせて補償を行うものである。この労働者の災害補償は，原則として一般の労働者に適用されているが，船員，国家公務員，地方公務員は職務の特殊性から，船員法，国家公務員災害補償法，地方公務員法で補償されている。

　労働基準法では，仕事が有力な原因となって労働者が負傷したり，疾病に罹患したり，または死亡した場合を業務災害と規定している。業務災害時には，使用者は厳しい災害補償責任[2]が課せられることになる。すなわち，①補償は無過失責任であること，②補償額は，責任，程度に限らず，労働基準法で定められた所定の全額を補償しなければならないこと，③災害補償義務を怠ると労働基準法119条により処罰されること，等が使用者に課せられることになる。

B. 労災認定の要件～因果関係の基本～

　労働基準監督署が保険給付の原因となった災害，すなわち負傷，疾病，障害又は死亡が業務によって発生したものかどうかを判断することを一般に「労災認定」と呼んでいる。そして，その負傷，疾病，障害又は死亡が仕事によるものは「業務上」として労災保険が適用され，仕事によらないものは「業務外」として健康保険の適用を受けることになる。「業務災害」とは，仕事が有力な原因となって発生した災害をいい，労働者の負傷，疾病，死亡を含んでいる。業務災害とは「労働者が

業務上疾病……仕事が有力な原因となって発生した疾病
業務上と認められるためには
　├─業務遂行性……労働者が労働契約に基づいて使用者の支配下にある状態
　└─業務起因性……業務に発症させる危険因子があり，同因子に暴露された事実と同因子が医学的症状を形成しうることの3要件が必要

図　業務上疾病の要件

労働契約に基づいて使用者の支配下にある状態（業務遂行性）に起因して発生した（業務起因性）災害」を意味している。したがって労働者に発生した精神疾患が業務災害として認められるためには，①業務に内在する危険な有害因子，過度の肉体的精神的負担等の諸因子が認められること，②その有害因子に暴露された事実が認められること，③内在する危険因子によって医学的症状が形成されていることの三要件が満たされる場合に業務起因性があることが肯定される（図）。

(黒木宣夫)

2. 精神障害の労災認定〜因果関係の判断〜

A. 業務上外の判断指針の基本的な考え方

1999年9月に「心理的負荷による精神障害に係わる業務上外の判断指針[3]」（以下，判断指針）が公表されたが，2009年4月に職場の心理的負荷評価表[4]がみなおされ，表が心理負荷強度の内容である。労災認定の対象はICD-10（WHO）に規定される全ての精神障害（F0〜F9）があげられており，精神障害が労災認定される場合，①精神障害が実際に発症していたこと，②発症前6ヶ月間に，客観的にみてその精神障害を発症されるおそれのある業務による強度の心理的負荷が認められること，③業務以外の心理的負荷によりその精神障害が発症したと認められないこと，この三つの条件が必要となる。

業務上外の判断であるが，まず，発症前6ヶ月の期間に労働者にどの程度の心理負荷がかかったのか，職場の出来事の心理的負荷の強度が検討される。その心理負荷強度は，判断指針の中では三段階（「Ⅰ」軽度，「Ⅱ」中等度，「Ⅲ」強度）に分類されている。すなわち，本人が体験した出来事が判断指針に示された「職場の心理的負荷表評価表」の中で，どの程度の心理負荷（Ⅰ〜Ⅲ）に該当するのか，が検討される。「同評価表」には，最も弱いストレスである強度「Ⅰ」に「同僚とのトラブル」「勤務形態の変化」「身分の昇進・昇格」「部下の減少」「理解人の異動」「上司が変わった」「同僚の昇進・昇格」などの出来事が位置づけられ，中等度のストレスである強度「Ⅱ」に「悲惨な事故や災害の体験」「責任発生」「勤務時間が長時間化する出来事が生じた」「出向」「左遷」「転勤」「上司とトラブル」「部下とのトラブル」「ノルマが達成できなかった」「顧客や取引先からクレームを受けた」が位置づけられ，最も強いストレスである強度「Ⅲ」に「会社の経営に影響するような重大な仕事上のミスをした」「重度の病気やケガ（後遺症，職場復帰困難）」「交通事故・労災（事故の大きさ，加害損害の程度，処罰の有無）」「退職の強要」が位置づけられている。そして過重労働が，労働者にどの程度の心理的負荷を与えていたのか否かが，労災認定の判断要件となる。その心理負荷強度が強「Ⅲ」，中「Ⅱ」，軽「Ⅰ」のどのレベルに該当するのかを特定した

表 心理負荷強度（ストレス強度）Ⅰ〜Ⅲ

強度Ⅰ： 顧客，同僚，勤務形態の変化，身分の昇進・昇格，部下の減少，理解人の異動，上司が変わった，同僚の昇進・昇格
強度Ⅱ： 悲惨な事故や災害の体験，責任発生，拘束時間長時間化，出向，左遷，転勤，上司とのトラブル，部下とのトラブル
強度Ⅲ： 重度の病気やケガ（後遺症，職場復帰困難），会社の経営に影響するような重大な仕事上のミスをした，交通事故・労災（事故の大きさ，加害損害の程度，処罰の有無），退職の強要，「ひどい嫌がらせ，いじめ又は暴行を受けた」

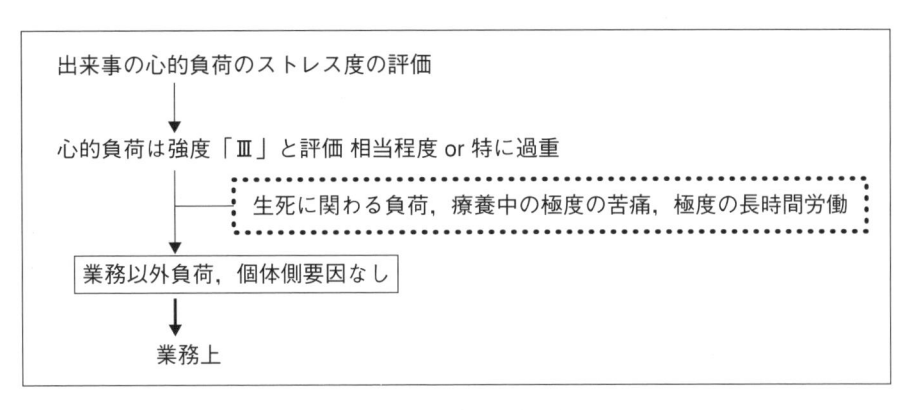

```
出来事の心的負荷のストレス度の評価
        ↓
心的負荷は強度「Ⅲ」と評価 相当程度 or 特に過重
        ├┄┄┄┄ 生死に関わる負荷，療養中の極度の苦痛，極度の長時間労働 ┄┄┄┄
        ↓
業務以外負荷，個体側要因なし
        ↓
      業務上
```

図　業務上外の判断指針

上で，さらに労働者が体験した出来事の心理負荷強度を修正する必要があるかどうかが検討される。たとえば労働者が担当した仕事の内容が変わりミスを犯し，そのために長時間労働が発生し，到達すべきノルマを達成できなかったとすると，業務内容が難易度の高い業務に変わったためにノルマが達成できなかった場合は，『仕事の失敗（重大な仕事上のミスは強度「Ⅲ」，そうでない場合は修正して強度「Ⅱ」』「ノルマが達成できなかった」は強度「Ⅱ」，業務内容も困難性が高く，なおかつ長時間労働が恒常化していた点に着目して強度「Ⅱ」を修正して最も強いストレスである強度「Ⅲ」の一段階強い心理負荷が，その労働者にかかったと判断され，個体要因，業務以外の心的負荷がない場合に業務上（労災認定）と判断される（図）。

　労災認定の判断に関しては，労働局精神障害専門部会で3人の精神科医が協議・検討し，同部会の判断をふまえて監督署長により業務上外の決定が下されている。

(黒木宣夫)

3. 後遺障害の等級認定の判断

A. 労災保険法による治癒と症状固定

　労災保険法には，治療を補償する側面と後遺障害に対しての補償という二つの側面がある。たとえ疾病の程度が軽度であっても業務上と認定されれば，速やかに労災保険が適用されて，治療が開始され，できる限り後遺症を残さないような治療法が施され，社会復帰が促進される。労災保険では，業務上又は通勤による負傷や疾病が治った時に身体や精神に一定の障害が残った場合に，その障害の程度に応じて障害（補償）給付が支給される。労災保険で治癒という判断は，療養を継続して十分な治療を行ってもなお症状の改善の見込みがないと判断され症状が固定されているときを指し，症状が固定したという状態でその判断がなされている。しかし，労災患者の自覚的症状が消失していない場合には，その判断が非常に困難なことが少なくない（図1）。

B. 治療（症状固定）後の後遺障害の等級認定

　労災保険の給付[1)5)6)]として療養補償，傷病補償，障害補償などがあるが，最も問題となるのは障害補償である。すなわち，症状固定と主治医が判断した場合に管轄の労働基準監督署に指定された用式に従い申請を行うが，治療後に後遺障害を残す場合には，後遺障害に伴う稼得能力の喪失分の補填を中心として各種の援護措置が行われる。そのために労働基準監督署から地域の指定された労災病院に後遺障害の等級の認定が依頼される。そして労災治療後の患者の生活を援助するため，後遺障害の程度に応じて障害が重いときは年金［第1級（給付基礎日額の313日）～7級（同131日）］が，中～軽い時は障害補償一時金［第8～14級］が，それぞれの程度に応じて支給される。給付基礎日額とは，原則として災害が発生した日以前3ヶ月間に被災労働者に支払われた賃金の総額をその期間の総日数（暦の日数）で割った額である。

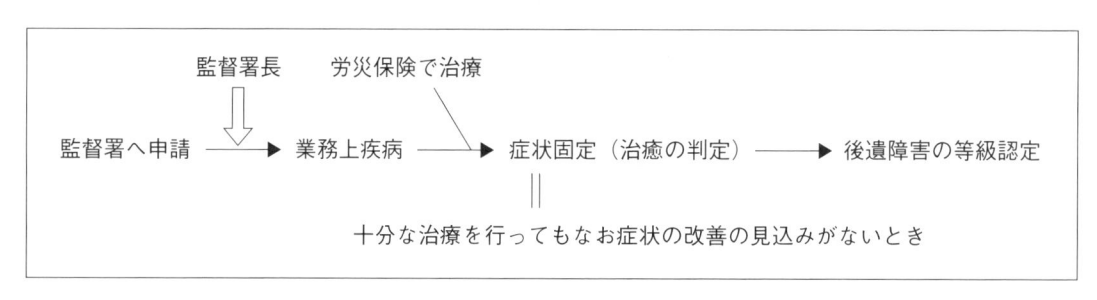

図1　労災医療

C. 非器質性精神障害の後遺障害の等級認定[7]に関して

2003年8月8日に厚生労働省労働基準局長から都道府県労働局長宛に「神経系統の機能又は精神の障害に関する障害等級認定基準[7]について」の通達がなされた。改正前は脳の器質的な変化を伴わない精神障害（非器質性精神障害）の後遺障害に係るものとしては「外傷性神経症（災害神経症）」の場合のみが掲げられていた。すなわち，1976年版[13]では外傷神経症を「外傷を契機として発症した器質的変化を証明することができない心因反応」と規定し，労災保険法15条の障害補償給付で「精神医学的治療をもってしても治癒しなかったものについては，第14級の9で取り扱うこと」とされていた。しかし，うつ病等の精神障害については基準が存在しないため，労災保険法施行規則別表第1の障害等級表に列挙されている規定に照らし，個別に検討して障害等級を決定せざるを得ず，非常に困難で決定に長期間を要してきたのである。

非器質性精神障害の後遺障害の障害等級の認定方法～症状固定時～

①精神症状の把握：1）抑うつ状態，2）不安状態，3）意欲低下の状態，4）慢性化した幻覚妄想状態，5）記憶・知的能力の障害，6）不定愁訴・衝動性等その他の障害が残存

②能力に関する判断項目：1）身辺日常生活，2）仕事・生活への積極性，3）通勤・勤務時間の遵守，4）作業の持続，5）他人との意思伝達，6）対人関係・協調性，7）身辺の安全保持・危機の回避，8）困難・失敗への対応等の8つの能力の障害の程度を「できない」「しばしば助言・援助が必要」「適切又は概ねできる」で検討

判定結果を踏まえて9級・12級・14級の3段階で障害等級が認定される。

```
          各等級に該当する障害の例
 9級の例：対人業務につけないもの＝就労可能な職種が相当な程度に制限
12級の例：職種制限の必要は認められないが，就業にあたりかなりの配慮が必要であるもの＝非器
         質性精神障害のため，多少の障害を残すもの
14級の例：職種制限の必要は認められないが，就業にあたり多少の配慮が必要であるもの＝軽微な障
         害を残すもの
```

上図のとおり残存した状態・障害は六つの精神症状・状態の有無に着目し，非器質性精神障害の後遺障害が存しているというためには，①の精神症状のうち一つ以上の精神症状を残し，かつ，②の能力に関する判断項目のうち一つ以上の能力について障害が認められることを要する。

＜具体例＞

9級：判断項目の四つ以上について「しばしば助言・援助」が必要と判断される障害を残しているもの

12級：判断項目の四つ以上について「時に助言・援助」が必要と判断される障害を残しているもの

14級：判断項目の一つ以上について「時に助言・援助」が必要と判断される障害を残しているものが該当する。

D. 適切な精神障害の療養期間と症状固定（労災保険法上の治癒）

職業性精神疾患の療養補償の期間に関する研究[8]では，「薬物の奏功しない難治性の精神疾患を除き，①精神疾患を有する労働者の家庭内療養期間（急性期から安定するまでの期間）3ヶ月〜6ヶ月間が適当，②精神症状が落ち着き職場復帰が可能となるまでの適切な療養期間（リハビリ勤務可能時期）は1年以内が適当，③事例調査と精神科医調査より精神疾患の適切な療養期間（症状固定時期）は2年が適当という結果が得られた」との報告がなされているが，療養している労働者の自覚症状が消失していない限り症状固定の判断が困難を極めるのは論をまたない。しかしながら，労災保険法は，労働災害を防止し，万一労働災害が発生した場合には速やかに可能な限り高度で適切な医療を行うと同時に社会復帰を促進・自立させる目的があり，今後，業務に起因した精神障害の病態を踏まえた症状固定（治癒）の見解を検討していく必要があろう。

E. ＜資料＞厚生労働省補償課：精神障害等の労災補償状況　　2009，5

1. 精神障害の労災補償状況の推移

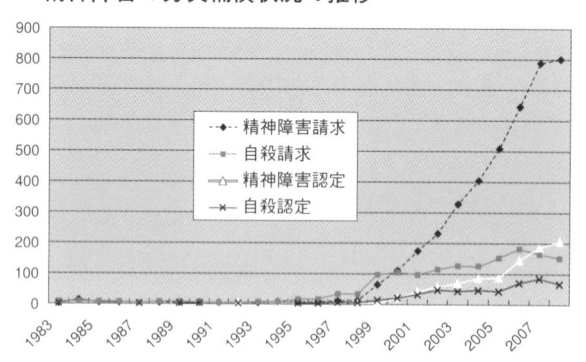

図2　精神障害の労災補償状況

精神障害の労災請求件数は1998年までは年間0〜42件であり，件数は少なかった。しかし，労災認定の判断指針が公表された1999年は66件，以後は急激に増加し，精神障害の労災請求は2008年度927件，実際に労災認定された件数は2008年度は269件であった。

2. 1999〜2008年までの9年間の認定事案の概要

表1　労災認定された事案の概要（1999〜2008年）

製造業	25.6%	専門技術職	27.7%
卸売・小売業	16.9%	生産工程・労務	17.9%
建設業	14.5%	事務職	15.4%
医療，福祉	13.3%	管理職	11.2%
運輸業	12.3%	販売職	9.7%
29歳以下	24.5%	男	69.3%
30〜39歳	33.5%	女	30.7%
40〜49歳	22.0%	F3. 気分（感情）障害	50.7%
50〜59歳	15.2%	F4. 神経症性障害	49.1%

N=1327

過去9年間（1999〜2008年）の労災認定事案は1324件であり，男性が69.3%（919件），年齢は30代が最も多く33.5%（444件）を占めた。業種は製造業が多く，25.6%（271件）を占め，職種は専門技術職が27.7%（368件）で，多く認定されていた。疾患名については，「F3気分感情障害」が50.7%（673件）と「F4神経症性障害」49.1%（652件）がそのほとんどを占めていた。

表2 職場における心理的負荷評価表

(別表1) 職場における心理的負荷評価表 (別紙)

(注) 1. 現行からの修正部分を下線で表示(「心理的負荷の強度」の欄)
2. 新たに追加した具体的出来事は★で表示

出来事の類型	(1) 平均的な心理的負荷の強度				(2) 心理的負荷の強度を修正する視点	(3) (1) の出来事後の状況が持続する程度を検討する視点（総合評価を行う際の視点）	
	具体的出来事	心理的負荷の強度 I	II	III	修正する際の着眼事項	出来事に伴う問題、変化への対処等	持続する状況を検討する際の着眼事項例
① 事故や災害の体験	重度の病気やケガをした			☆	被災の程度、後遺障害の有無・程度、社会復帰の困難性等	○仕事の量(労働時間等)の変化後の状況が持続する状況 ・所定外労働、休日労働の増加の程度 ・仕事密度の増加の程度	①恒常的な長時間労働が出来事以後にみられた ②多忙な状況となり、所定労働時間内に仕事が処理できず、時間外労働が増えた ③休日出勤が増えた ④勤務時間中はいつも仕事に追われる状況となった ⑤その他(仕事の量(労働時間等)の変化に関すること)
	悲惨な事故や災害の体験(目撃)をした		☆		事故や被害の大きさ、恐怖感、異常性等		
② 仕事の失敗、過重な責任の発生等	交通事故(重大な人身事故、重大事故)を起こした			☆	事故の大きさ、加害の程度、処罰の有無等		
	労働災害(重大な人身事故、重大事故)の発生に直接関与した			☆	事故の大きさ、加害の程度、処罰の有無等		
	会社の経営に影響するなどの重大な仕事上のミスをした			☆	失敗の大きさ・重大性、損害等の程度、ペナルティの有無等	○仕事の質・責任の変化後の持続する状況 ・仕事の内容・責任の変化の程度、経験、適応能力との関係等	①ミスが許されないような、かなり注意を集中する業務となった ②それまでの経験が生かされず、新たな知識、技術が求められることとなった ③深夜勤務を含む不規則な交代制勤務となった ④24時間連絡が取れるなど、すぐ仕事に就ける状態を求められるようになった ⑤以前より高度の知識や技術が求められるようになった ⑥その他(仕事の質・責任の変化の持続する状況に関すること)
	会社で起きた事故(事件)について、責任を問われた		☆		事故の内容、関与・責任の程度、社会的反響の大きさ、ペナルティの有無等		
	違法行為を強要された		★		行為の内容、強要に対する拒否の自由の有無、強要の程度、社会的影響の大きさ、ペナルティの有無等		
	自分の関係する仕事で多額の損失を出した		☆		損失の内容・程度、関与・責任の有無、ペナルティの有無等		
	達成困難なノルマが課された		★		ノルマの内容、強制の程度、ペナルティの有無、達成できなかった場合の影響等		
	ノルマが達成できなかった		☆		ノルマの内容、困難性・強制性・達成率の程度、ペナルティの有無、納期の変更可能性等	○仕事の裁量性の欠如 ・他律的な労働、強制性等	①仕事が孤独で単調となった ②自分で仕事の順番・やり方を決めることができなくなった ③自分の技能や知識を仕事で使うことが求められなくなった ④その他(仕事の裁量性の欠如に関すること)
	新規事業の担当になった、会社の建て直しの担当になった		☆		プロジェクト内での立場、困難性の程度、能力と仕事内容のギャップの程度等		
	顧客や取引先から無理な注文を受けた		★		顧客・取引先の位置付け、要求の内容等		
	顧客や取引先からクレームを受けた		☆		顧客・取引先の位置付け、会社に与えた損害の内容・程度等		
	研修、会議等の参加を強要された	★			研修・会議等の内容、業務との関係、会議等の自由の程度、強要に対する拒否の自由の有無、強要の程度、ペナルティの有無等		
	大きな説明会や公式の場での発表を強いられた		☆		説明会等の規模、業務内容と発表内容のギャップ、強要・責任の程度等	○職場の物的・人的環境の変化の持続する状況 ・騒音、暑熱、多湿、冷感等の変化の程度 ・対人関係・人間関係の悪化	①対人関係のトラブルが持続している ②職場で孤立した状況になった ③職場での役割・居場所がない状況になった ④職場の雰囲気が悪くなった ⑤職場の作業環境(騒音、照明、温度、湿度、換気、臭気など)が悪くなった ⑥その他(職場の物的・人的環境の変化に関すること)
	上司が不在になることにより、その代行を任された	★			内容、責任の程度・代行の期間、本来業務との関係等		
③ 仕事の量・質の変化	仕事内容・仕事量の大きな変化を生じさせる出来事があった		☆		業務の困難性、能力・経験と仕事内容のギャップ、責任の変化の程度等		
	勤務・拘束時間が長時間化する出来事が生じた		☆		勤務・拘束時間の変化の程度、困難性等		
	勤務形態に変化があった	☆			交替制勤務、深夜勤務等変化の程度等		
	仕事のペース、活動の変化があった	☆			変化の程度、強制性等		
	職場のOA化が進んだ	☆			研修の程度、強制性等		
④ 身分の変化等	退職を強要された			☆	解雇又は退職強要の経過等、強要の程度、代償措置の内容等	○職場の支援・協力等の欠如の状況 ・仕事に対する対応、配慮の欠如の状況等 ・上記の視点に関する調査結果を踏まえ、客観的にみて問題への対処が適切になされていたか等	①仕事のやり方の見直し改善、応援体制の確立、責任の分散等、支援・協力がなされていない ②職場内のトラブルに対する対処がなされていない ③その他(職場の支援・協力等の欠如の状況に関すること)
	出向した		☆		在籍・転籍の別、出向の理由・経過、不利益の程度等		
	左遷された		☆		左遷の理由、身分・職種・職制の変化の程度等		
	非正規社員であるとの理由等により、仕事上の差別、不利益取扱いを受けた		☆		差別、不利益の内容・程度等	○その他 (1)の出来事に派生する状況が持続する程度	
	早期退職制度の対象となった	★			対象者選定の合理性、代償措置の内容等		
⑤ 役割・地位等の変化	転勤をした	☆			職種、職務の変化の程度、転勤の有無、単身赴任の有無、海外の治安の状況等		
	複数名で担当していた業務を1人で担当するようになった		★		業務の変化の内容・程度等		
	配置転換があった	☆			職種、職務の変化の程度、合理性の有無等		
	自分の昇格・昇進があった	☆			職務・責任の変化の程度等		
	部下が減った	☆			職場における役割・位置付けの変化、業務の変化の内容・程度等		
	部下が増えた	☆			教育・指導・管理の負担の内容・程度等		
	同一事業場内での所属部署が統合された	☆			業務の変化の内容・程度等		
	担当ではない業務として非正規社員のマネジメント、教育を行った	★			教育・指導・管理の負担の内容・程度等		
⑥ 対人関係のトラブル	ひどい嫌がらせ、いじめ、又は暴行を受けた			★	嫌がらせ、いじめ、暴行の内容、程度等		
	セクシュアルハラスメントを受けた		☆		セクシュアルハラスメントの内容、程度等		
	上司とのトラブルがあった		☆		トラブルの内容、程度等		
	部下とのトラブルがあった		☆		トラブルの内容、程度等		
	同僚とのトラブルがあった		☆		トラブルの内容、程度、同僚との職務上の関係等		
⑦ 対人関係の変化	理解してくれていた人の移動があった	☆					
	上司が替わった	☆					
	昇進で先を越された	☆					
	同僚の昇進・昇格があった	☆					

総合評価

弱	中	強

(注) ・(1)の具体的出来事の平均的な心理的負荷の強度は☆で表現しているが、この強度は平均値である。また、心理的負荷の強度Ⅱは日常的に経験する心理的負荷で一般的に問題とならない程度の心理的負荷、心理的負荷の強度Ⅲは人生の中でまれにしか経験することもある強い心理的負荷、心理的負荷の強度ⅡはⅠとⅢの中間に位置する心理的負荷である。
・(2)の「心理的負荷の強度を修正する視点」は、出来事の具体的態様、生じた経験内容を把握した上で、「修正する際の着眼事項」に従って平均的な心理的負荷の強度をより強くあるいはより弱く評価するための視点である。
・(3)「(1)の出来事後の状況が持続する程度を検討する視点」は、出来事後の状況がどの程度持続、拡大あるいは改善したのかについて、「持続する状況を検討する際の着眼事項例」を評価にあたっての着眼点として具体的に検討する視点である。各項目は(1)の具体的出来事ごとに各々例示される。
・「総合評価」は、(2)及び(3)の検討を踏まえた心理的負荷の総体が客観的にみて精神障害を発病させるおそれのある程度の心理的負荷であるか否かについて評価される。

文 献

1) 労働法令協会（労働省労働基準局編）：労災保険法解釈総覧，51~59，1996，東京
2) 労働省労働基準局補償課：災害補償は使用者の責任6～9，脳・心臓疾患と新労災認定基準の解説　労働基準調査会　1995，東京
3) 労働省労働基準局補償課職業病認定対策室：心理的負荷による精神障害等に係わる業務上外の判断指針について，1999，9．
4) 厚生労働省：「心理的負荷による精神障害等に係る業務上外の判断指針」の一部改正について～職場における心理的負荷評価表に新たな出来事の追加等の見直しに関して～　2009．4
5) 金子仁郎：ストレスによる業務上疾病と災害補償　社会精神医学第10巻1号　19~25，1987．
6) 労働省労働基準局：労災補償障害必携，123～140，労働福祉共済会　1981．
7) 厚生労働省：平成15年8月8日　基発第0808002号「神経系統の機能又は精神の障害にかする障害等級認定基準について」
8) 黒木宣夫（主任研究者）：職業性精神疾患の療養補償の期間に関する研究（厚生労働省）：平成13年度災害科学に関する委託研究報告書研究補助金：P93～131．2002．3

(黒木宣夫)

IX. メンタルヘルスに必要な企業の法的対応

A. 企業のメンタルヘルスへの対応の法的義務

a. 企業のメンタルヘルス対応義務の法的根拠は

　企業内において，従業員の「心の健康」については，労働者の心身の内面に係わるプライバシーの問題であり，企業としては踏み込むべきではなく，労働者の個人的問題として考えられてきた。

　しかし，企業は図1のとおり三つの法的根拠から，企業の労働者に対する安全配慮義務等としてメンタルヘルス管理を行わなければならない法的責任がある。すなわち，企業と労働者との間には安全配慮義務，労働安全衛生法（以下，安衛法）上の健康確保措置義務，集団的職場関係上の環境配慮義務からのメンタルヘルス対応責任が生ずるのである。

b. 安衛法上の健康保持措置としてのメンタルヘルス対応義務

　使用者の労働者に対するメンタルヘルス管理の法的義務の第一は，安衛法に基づく措置義務に基づくメンタルヘルスケアであり，次のように判示されている。

　「労働者が労働日に長時間にわたり業務に従事する状況が継続するなどして，疲労や心理的負荷

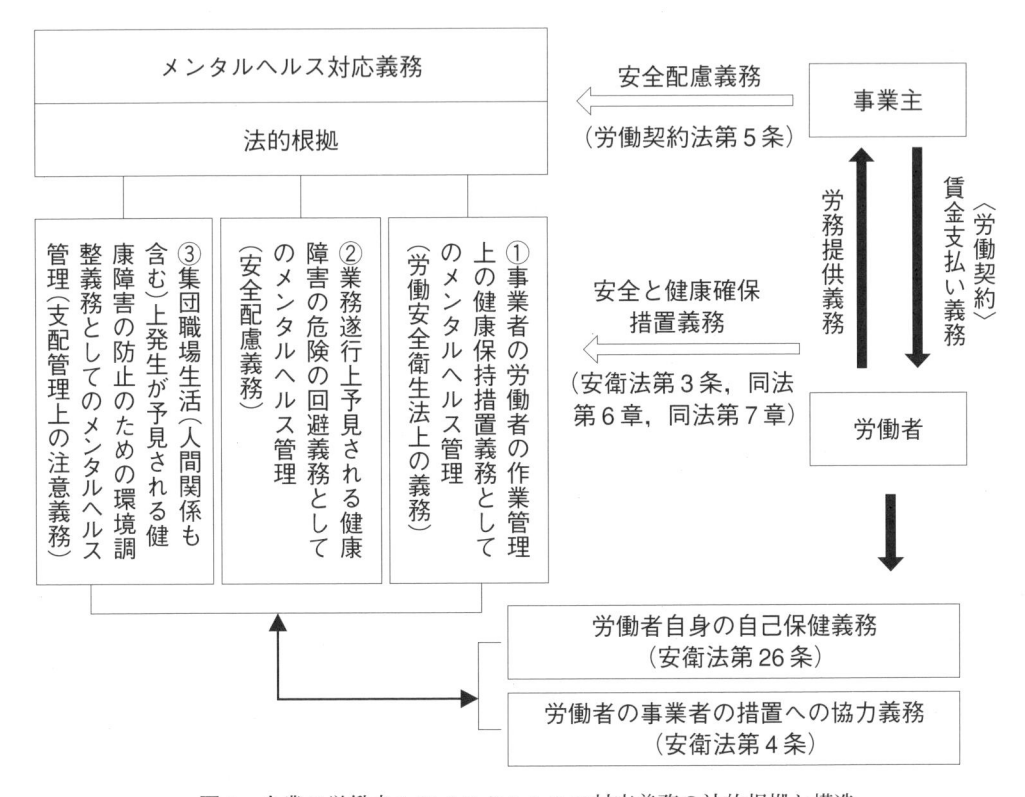

図1　企業の労働者へのメンタルヘルス対応義務の法的根拠と構造

等が過度に蓄積すると，労働者の心身の健康を損なう危険のあることは，周知のところである．労働基準法は，労働時間に関する制限を定め，労働安全衛生法65条の3は，作業の内容等を特に限定することなく，同法所定の事業者は労働者の健康に配慮して労働に従事する作業を適切に管理するように努めるべき旨を定めているが，それは，右のような危険が発生するのを防止することをも目的とするものと解される」[1]と安衛法上の心身の健康障害防止義務とされている．

さらに，事業者は，単に労働安全衛生法に定める労働災害防止のための最低基準を遵守するだけでなく，快適な職場環境の実現と労働条件の改善を通じて職場における労働者の安全と健康を確保するための措置を講ずる義務を負っており（安衛法3条1項），その講ずべき具体的措置については同法第4章，第6章，第7章及び第7章の2に規定されているところであるが，それらの規定に照らせば，「労働者の労働時間，勤務状況等を把握して労働者にとって長時間又は過酷な労働とならないように配慮するのみならず，労働者が労働に従事することによって受けるであろう心理的又は精神面への影響にも十分配慮し，それに対して適切な措置を講ずべき義務があるものと解される」[2]として，安衛法を根拠に事業者に対し，従業員へのメンタルヘルス対応義務が認められている．

c. 安全配慮義務としてのメンタルヘルス対応義務

企業の労働者に対するメンタルヘルス管理義務の第二の安全配慮義務については，労働契約法第5条で，「使用者は，労働契約に伴い，労働者がその生命，身体等の安全を確保しつつ労働することができるよう，必要な配慮をするものとする」と定められている．

判例上も，「被告は，雇用主として，その従業員であるAに対し，同人の労働時間及び労働状況を把握・管理し，過剰な長時間労働などによりその心身の健康が害されないように配慮すべき義務を負っていたというべきである」[3]とか，「長時間労働による疲労や心理的負荷等の過度の蓄積により，うつ病等の精神疾患に罹患する危険があることは一般に知られているところである．したがって，被告は，Aがうつ病に罹患することについて予見することが可能であったというべきであるから，使用者として，Aがうつ病に罹患しないようにするため，必要な人員を配置したり，心理的負荷を軽減させるような職務分担の見直しを図るなど，適切な措置を講ずべき安全配慮義務があったということができる」[4]とされている．

d. 集団職場生活上の支配管理に基づくメンタルヘルス対応義務

企業のメンタルヘルス管理義務の第三の法的根拠は，企業内の集団職場生活上の労働力の組織的支配管理に起因する職場環境調整義務に基づく対応である．

企業は，人的な集団的共同体である．そこで，その組織支配下における就労に関し，人間関係上のトラブルであるいわゆるセクシャルハラスメントやパワーハラスメントあるいは人間関係に伴う異常な出来事に伴う精神的疾患の発症，その増悪といったことも考えられる．そのため使用者としては，職場の人間関係の適正良好な維持をはかる必要があり，上下間や同僚間等での異常・過剰な心理的な圧迫を生ずるような状況が発生した場合には，職場環境（人間関係）の調整義務が生ずる．

そこで，例えば職場のいじめに起因する自殺に関し，判例上も，被告市当局は「職員の安全の確保のためには，職員の行為それ自体についてのみならず，これと関連して，ほかの職員からもたらされる生命，身体等に対する危険についても，市は，具体的状況下で，加害行為を防止するとともに，生命，身体等への危険から被害職員の安全を確保して被害発生を防止し，職場における事故を

防止すべき注意義務（以下「安全配慮義務」という）があると解される」とされ，さらに，「いじめの現実の有無を積極的に調査し，速やかに善後策（防止策，加害者等関係者に対する適切な措置，Ａの配転など）を講じるべきであったのに，これを怠り，いじめを防止するための職場環境の調整をしないまま，Ａの職場復帰のみを図ったものであり，その結果，不安感の大きかったＡは復帰できないまま，症状が重くなり，自殺に至ったものである」[5] とされてその責任が認められている。

B. 安全配慮義務の履行－企業のメンタルヘルスケアの実施

a. 重要な管理監督者によるケア措置義務

従業員に対するメンタルヘルスケアの対応上必要な措置をとるのは，部下を指揮命令し業務を遂行するラインの管理監督者である。前記，電通事件判決[6] においても，「使用者に代わって労働者に対し業務上の指揮監督を行う権限を有する者は，使用者の注意義務の内容に従って，その権限を行使すべきである」とし，上司である部長及び班長が部下の労働者が「恒常的に著しく長時間にわたり業務に従事していること及びその健康状態が悪化していることを認識しながら，その負担を軽減させるための措置を採らなかったことにつき過失がある」としている。

ライン管理者は使用者（法人）の安全配慮義務の履行補助者の立場にあり，部下の管理責任を有する管理職がメンタルヘルス管理の直接の義務者となるのである。判例上も，「被告会社に代わって部下である一審被告会社の従業員について業務上の事由による心理的負荷のため精神面での健康が損なわれていないかどうかを把握し，適切な措置をとるべき注意義務に従って，Ａの心身の状況について医学的見地に立った正確な知識や情報を収集し，Ａの休養の要否について慎重な対応をすることが要請されていたものというべきであるから，一審被告乙（部長）にはそのような注意義務に違反した過失があり，また，一審被告会社も同様に従業員の精神面での健康状態についても十分配慮し，使用者として適切な措置を講ずべき義務に違反したものというべきである」[7] とされている。

b. 産業医・産業保健スタッフの指導支援の実施

職場のメンタルヘルスケアの中心となるべき，安全配慮義務の重要な履行責任を負うラインの管理監督者が，現在のところ一般的にはメンタルヘルスについて知識等が乏しいことが指摘されている。

そこで，産業医を含む「事業場内産業保健スタッフ等は，セルフケア及びラインによるケアが効果的に実施されるよう，労働者及び管理監督者に対する支援を行う」ことによって，「中心的な役割を果たすものである」[8]。そして，特に「産業医」は，専門的な立場から，「就業上の配慮が必要な場合には，事業者に必要な意見を述べ」，「さらに，長時間労働者等に対する面接指導等の実施やメンタルヘルスに関する個人の健康情報の保護についても中心的役割を果たす」[9] 等とされているところである。これら産業医や産業保健スタッフとライン管理者との関係，相互の連携関係については図2のとおりである。

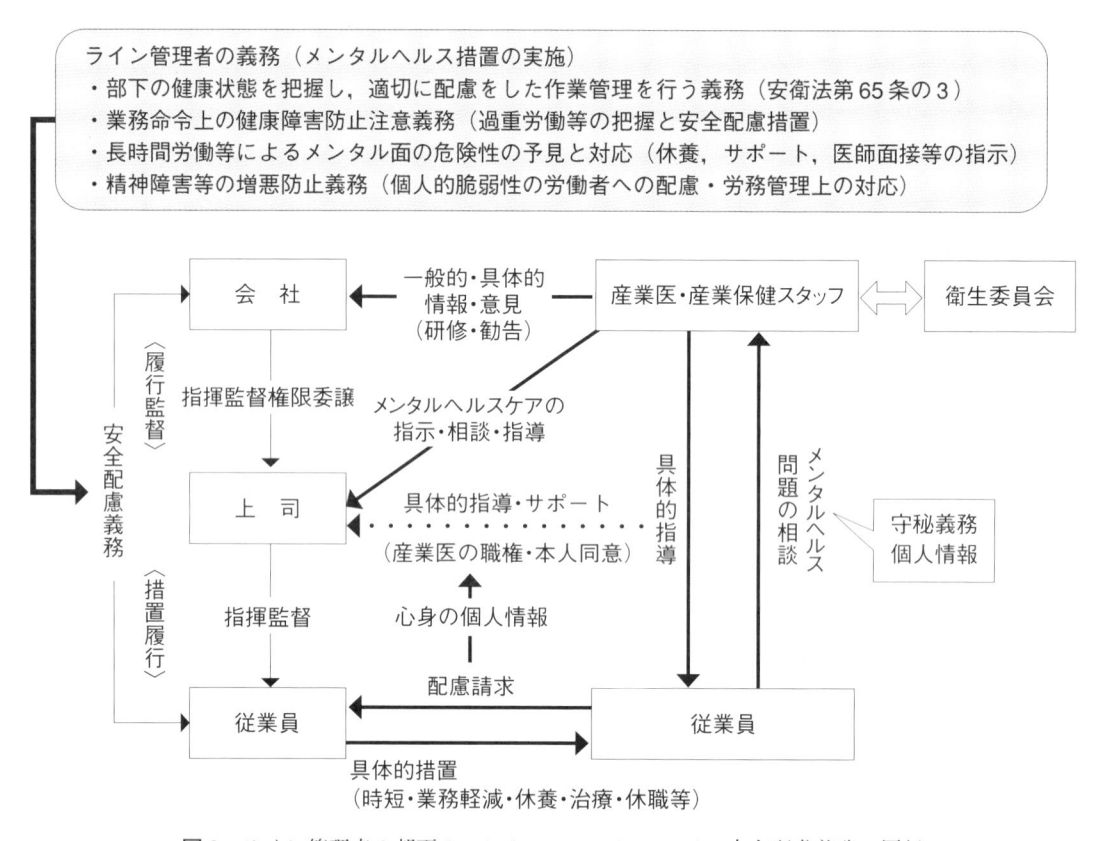

ライン管理者の義務（メンタルヘルス措置の実施）
・部下の健康状態を把握し，適切に配慮をした作業管理を行う義務（安衛法第65条の3）
・業務命令上の健康障害防止注意義務（過重労働等の把握と安全配慮措置）
・長時間労働等によるメンタル面の危険性の予見と対応（休養，サポート，医師面接等の指示）
・精神障害等の増悪防止義務（個人的脆弱性の労働者への配慮・労務管理上の対応）

図2 ライン管理者の部下のメンタルヘルスについての安全配慮義務の履行

C. 従業員本人の精神的脆弱性による過重業務についての安全配慮義務

a. 脆弱性を有する従業員への安全配慮義務とは

　最近のメンタルヘルス問題についての安全配慮義務は，「常軌を逸するような長時間・過重業務」のみではなく，判例上，「通常であれば当該業務が社会通念上，客観的にみて平均的労働者をして精神障害等の疾患を発生させるような過重なもの（以下，客観的過重労働）にならないように注意すれば足りるとしても，それに至らない程度の過重な業務に従事させている労働者についても，そのまま業務に従事させれば（本人の反応性，脆弱性と相まって），心身の健康を損なうことが具体的に予見されるような場合には，その危険を回避すべく業務上の配慮を行うべき義務があり，これを怠れば安全配慮義務の不履行となる」[10]とされている。すなわち，安全配慮義務は，一人一人の労働者の状況に応じて業務を管理する使用者としては，従業員本人の反応性・脆弱性にも配慮して適切な措置をとらなければならないことを含んでいる。

b. 労災の業務上疾病の認定とのちがい

　このような労働者一人一人との労働契約に基づく付随義務としての安全配慮義務の考え方は，労災認定における精神障害についてとられている客観的な業務の過重性の考え方とは異なっている。
　すなわち，判例上労災補償制度における業務上疾病とは，「業務に内在ないし随伴する各種の危

〈業務の過重性〉	本人発症ライン	客観的発症ライン	〈法的対応効果〉
客観的過重労働	業務に内在危険		労災の業務上認定の成立
主観的過重労働（本人の脆弱性）	本人にとって過重労働		本人の脆弱性に基づく過重性につき使用者に予見可能性のある場合（安全配慮義務違反…過失相殺類推）
常軌を逸した過重労働	違法労働		一般労働者についての安全配慮義務違反の成立

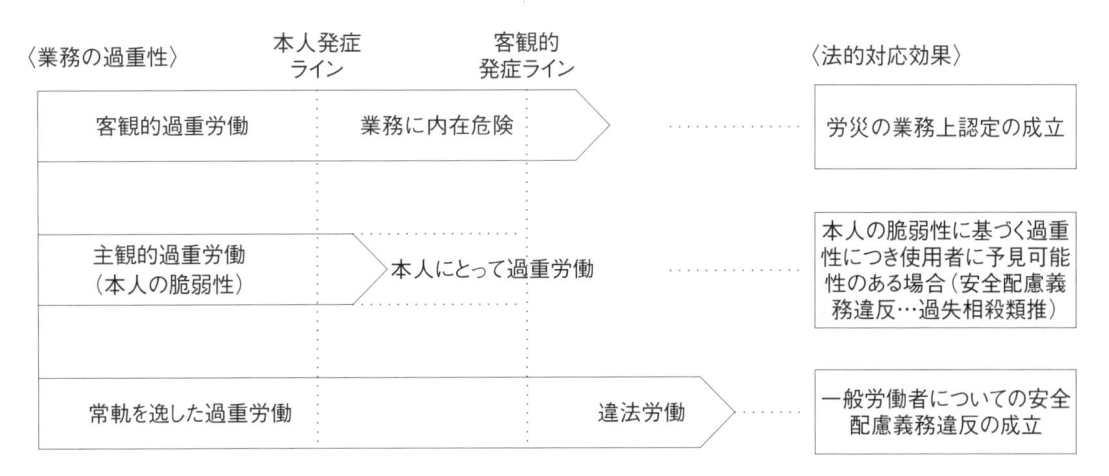

図3　業務の過重性と企業の法的対応との関係

険が現実化して労働者に傷病等をもたらした場合には，使用者等に過失がなくとも，その危険を負担して損失の補填の責任を負わせるべきであるとする危険責任の法理に基づくものと解される。この制度趣旨に照らすと，業務と死亡との間に相当因果関係が肯定され，労災保険の補償の対象とされるためには，客観的に見て，すなわち通常の勤務に就くことが期待されている平均的な労働者を基準として業務自体に一定の危険性があることが大前提であり，これを前提とせず，単に当該労働者にとって危険であったかどうかを判断基準とすることは，上記制度趣旨を看過するもので採用し得ない」[11]とされている。

したがって，客観的な過重性を要件とし，いわゆる一人一人の労働者を基準とする本人にとっての過重性という「個別労働者標準説」は採用されていない。ところが，一方の安全配慮義務は，一人一人の労働者と使用者との個別的な労働契約に基づく付随義務であるから，本人の脆弱性は損害賠償においては，その損害の公平な負担上過失相殺を類推して減額されることにはなるとしても，具体的な安全配慮義務の存在は否定されないのである（図3）。

文献

1) 平成12年3月24日最高裁第二小法廷判決，電通事件，労判779号13頁。
2) 平成19年10月25日福岡高裁判決，山田製作所事件，労判955号59頁。
3) 平成18年10月30日静岡地裁浜松支部判決，スズキ事件，労判927号5頁。
4) 平成20年12月8日東京地裁判決，JFEシステムズ事件，労判981号76頁。
5) 平成14年6月27日横浜地裁川崎支部判決，川崎市水道局事件，労判833号61頁。平成15年3月25日東京高裁判決，同事件，労判849号，87頁。
6) 前掲文献1)。
7) 平成14年7月23日東京高裁判決，三洋電機サービス事件，労判852号74頁。
8) 平成18年3月31日厚労省公示3号「労働者の心の健康の保持増進のための指針」。
9) 前掲文献8)。
10) 平成20年10月30日名古屋地裁判決，デンソー（トヨタ自動車）事件，労判978号16頁。
11) 平成15年2月12日東京地裁判決，三田労基署長（ローレルバンクマシン）事件，労判847号27頁。

〈安西　愈〉

産業医学用語

メンタルヘルス不調

労働者の心の健康の保持増進のための指針（メンタルヘルス指針，2006）で定義された用語。精神および行動の障害に分類される精神障害や自殺のみならず，ストレスや強い悩み，不安など，労働者の心身の健康および生活の質に影響を与える可能性のある精神的および行動上の問題を幅広く含むものをいう。

以前，メンタルヘルス不全と表現されていた状態が，ほぼこれに該当すると考えられる。

事例性（caseness）

もともとはレートン（アメリカ）が用いた表現を，加藤正明氏が意味を変えてわが国に紹介した用語であり，疾病性（illness）との対比で使用されることが多い。産業保健領域で重視されるが，本来この分野に限って用いられてきたものではない。疾病性が診断と治療という，精神医学が基本的課題としてきた事項を中心とするものであるのに対して，事例性は「いつ，誰によって，どこで，なぜ異常とみなされたか」「誰が，どのように，どの程度影響を被っているか」といった面を重視する。疾病性が同程度であっても，本人を取り巻く環境（人間関係等を含む）によって，事例性は大きく異なることになる。加藤は，メンタルヘルスを，「事例性を軽減させ，社会に適応できるようにするにはどうすればよいかということを，個人または集団のレベルで究明していく科学」であると述べている（注：本人の言動が「以前と比べ，どの程度偏倚しているか」の意味に限定して使用される場合もある）。

事業場

事業運営上の，主として地理的な単位。「工場，鉱山，事務所，店舗等のごとく一定の場所において相関連する組織のもとに継続的に行われる作業の一体をいう。」（昭和47年9月1日，発基第91号）例えば，本社と地方に分散する5つの支店および2つの工場を持つ企業の場合，計8つの事業場を有することになる。

労働基準法や労働安全衛生法では，この事業場を単位として，その業種や規模に応じて，安全衛生管理体制，工事計画の届出等の規定が適用される。したがって，これらの法律では，「事業場」が法の基礎的な適用単位といえる。

後述する産業医の選任についても，全社としては同等の従業員規模でも，事業場の数や各事業場の労働者数によって，必要な数が異なってくることがありえる。

産業医

以下の業務に従事する医師であり，労働者数が常時50人以上の事業場では，選任義務がある。
・健康診断および面接指導等の実施ならびにこれらの結果に基づく労働者の健康を保持するための措置に関すること
・作業環境の維持管理に関すること

・作業の管理に関すること
・前三号に掲げるもののほか，労働者の健康管理に関すること
・健康教育，健康相談その他労働者の健康の保持増進を図るための措置に関すること
・衛生教育に関すること
・労働者の健康障害の原因の調査および再発防止のための措置に関すること

　また，産業医は，少なくとも月1回作業場を巡視し，作業方法または衛生状態に有害の恐れがあるときは，直ちに，労働者の健康障害を防止するための必要な措置を講じなければならない。法で規定されている産業医業務に，診療行為は含まれていない。

　常時1,000人以上の労働者を使用する事業場では，専属の産業医を選任する必要がある。なお，産業医に選任されるためには，一定の資格要件を満たさなければならない。

衛生管理者等

　事業場の衛生に関する技術的事項を管理することを職務とする。常時50人以上の労働者を使用する事業場すべてに選任が義務づけられており，労働者数によって必要な人数が異なってくる。衛生管理者に選任されるためには，一部の例外（医師，労働衛生コンサルタント等）を除き，衛生管理者免許が必要になる。

　また，常時10人以上50人未満の労働者を使用する事業場では，屋外産業的業種および工業的業種では安全衛生推進者を，それ以外の業種では衛生推進者を選任することになっている。安全衛生推進者と衛生推進者は，衛生管理者と異なり，免許類は不要であるが，一定の選任基準が定められている。

　メンタルヘルス指針は，衛生管理者に，衛生推進者および安全衛生推進者を加えて，衛生管理者等とし，その果たすべき役割を記している。

保健師等

　産業医や衛生管理者等と異なり，事業場に選任義務はないが，以前から多くの職場で，保健師，看護師または保健師の資格を有する者が産業保健活動に従事してきている。「保健師等」という表現は，保健師の他に看護師を含めた表現であると考えられる。

　労働安全衛生法規において，保健師等は，健康診断後の保健指導（労働安全衛生法第66条の7）および長時間労働者の面接指導（労働安全衛生法第69条の9，労働安全衛生規則第52条の8）を行う者として記されている。

　また，メンタルヘルス指針では，「産業医および衛生管理者等と協力しながら，セルフケアおよびラインによるケアを支援し，教育研修の企画・実施，職場環境等の評価と改善，労働者および管理監督者からの相談対応，保健指導等に当たる」こととされている。

事業場内メンタルヘルス推進担当者

　メンタルヘルス指針には，「産業医等の助言，指導を得ながら事業場のメンタルヘルスケアの推進の実務を担当する事業場内メンタルヘルス推進担当者を，事業場内産業保健スタッフ等（筆者注：産業医，衛生管理者，保健師，精神科，心療内科等の医師，心理職，人事労務担当者等をさす）の中から選任するように努めること」と記されており，衛生管理者等，常勤の保健師等，人事労務

管理スタッフが特にその候補者としてあげられている．

　ここから推察されるように，事業場内メンタルヘルス推進担当者は，自らが精神医学や心身医学に関する専門性の高い知識を有することを選任の必須要件とされておらず，事業場の組織や諸制度を含めたメンタルヘルスに関する実態を熟知し，関係者との調整役を勤める役割が期待されている．

　研修テキストが作成されており，中央労働災害防止協会のホームページからダウンロードが可能である．http://www.jaish.gr.jp/information/mental/mental_text_201002.pdf

心理相談担当者

　労働安全衛生法第69条（健康教育）および第70条の2に基づいて示された「事業場における労働者の健康保持増進のための指針」が求める事業場の健康保持増進活動（通称THP）の中のメンタルヘルスケアの実務担当者をさす．主な活動内容は，医師による健康測定（健康診断とは異なり，健康障害の危険因子となる生活習慣の歪みやストレス状況を評価するもの）の結果必要と判断された者および自らが希望した者に対する個別相談対応である．具体的には，ストレスに対する気づきへの支援，リラクセーションの指導などであり，いわゆる治療的な行為は行わない．対象も精神疾患が疑われる者は除外（専門医に紹介）し，悩みやストレスを抱えるも，健常者の枠に入る者に限定している．しかしながら，働きかけの対象とする労働者に，精神障害例が含まれてくることは容易に推測されることから，心理相談担当者には，実務上ある程度の病状の見立てを行える能力が求められると言えるであろう．

キャリア・コンサルタント

　労働環境の変化，労働者の労働観の多様化等に伴い，2001年労働能力開発の基本法である職業能力開発促進法が改正され，労働市場のインフラ整備について強力な推進の方向性を示した「第7次職業能力開発基本計画」が策定された．そのなかで，キャリア・コンサルティングは，「労働者が，その適性や職業経験等に応じて自ら職業生活設計を行い，これに即した職業選択や職業訓練の受講等の職業能力開発を効果的に行うことができるよう，労働者の希望に応じて実施される相談」と定義されている．

　キャリア・コンサルティングの実務を担うキャリア・コンサルタントの行動原則や主な活動については，キャリア・コンサルタント行動憲章にまとめられている．

　2008年，キャリア・コンサルティングは，技能検定職種のひとつに認められ，関係団体の相互協力により設立されたキャリア・コンサルティング協議会がその指定試験機関になっている．

リワーク

　障害者職業センターが実施している精神障害者総合雇用支援の中の職場復帰支援をさす．

　支援担当職員が事業主，主治医と連携しながら支援活動を行うもので，基礎評価→支援計画の策定→（センター内での）支援の実施という手順を踏み，12～16週を標準としている．

　対象者本人に対しては，生活リズムの確立および出勤に必要な基礎体力の回復，作業の遂行のために求められる集中力，持続力等の改善，ストレス場面での自己管理技能，対人技能の習得等に向けた働きかけを行い，職場（事業主）に対しても，職務内容や労働条件の調整に関する助言，受け入れにあたっての上司や同僚等の理解の促進のための援助，家族・主治医との連携をめぐる援助等

を行うことがある.

　最近では, 民間の医療機関が, 独自の職場復帰支援プログラムを開発し, 主としてデイケアの枠で労働者の職場復帰支援を実施する動きが広まっており, やはりリワークという用語が用いられている.

EAP

　Employee Assistance Program（従業員支援プログラム）の略称. 米国で発展したシステムで, 従業員が業務の遂行に影響する様々な個人的問題を解決するための専門的な支援を適宜提供することにより, 職場の業績や生産性を維持・向上させることを目的としている. したがって, 医療や福祉とは, 第一義的に目指すところが同一ではない. EAPが扱う問題は, 対人関係, 職場適応, 医学的問題に加え, 家庭問題, 経済問題, 法律的問題など, 広範に及ぶ.

　業務委託された外部機関の専門家により実施される外部EAPと, 事業体（企業）内に専門家を雇用して活動を行わせる内部EAPに大別できるが, 現状では前者が主流となっている.

　わが国では, 民間のメンタルヘルスサービス機関がEAP機関と呼ばれることもある.

休職期間満了

　休職とは, 健康問題等の主として労働者側の個人的な事情によって, 長期にわたり就労が期待できない状況が発生した場合に, 雇用関係をそのままに一定期間就労を免除するものであり, 法的には一種の解雇猶予の制度といえる. 企業によって, その内容には大きな差がある.

　メンタルヘルス不調により長期休業した労働者の職場復帰に対しての支援のあり方を具体的に記した「心の健康問題により休業した労働者の職場復帰支援の手引き」では, 事業場において私傷病による休業の最長（保障）期間, クーリング期間（休業の最長期間を定めている場合における, 一旦職場復帰してから再び同一理由で休業する際, 休業期間に前回の休業期間を算入しないために必要な, 職場復帰から新たな休業までの期間）等を定める場合, 休業期間の最長（保障）期間満了後に雇用契約の解除を行う場合には, 労働基準法や労働契約法等の関係法令上の制約に留意の上, 労使の十分な協議によって決定するとともに, あらかじめ就業規則等に明記し, 周知しておくことを勧めている.

（廣　尚典）

編集後記

　職場において，抑うつ状態・うつ病，適応障害，不安障害などの精神疾患に罹患して休職する人，それから回復して復職する人が増えている．そこで，最近は産業医を含む産業保健スタッフや人事労務担当者は，そのような勤労者の対応に時間を費やすことが多くなっている．また，経済不況や職場環境，労働形態の変化などから勤労者の勤労意識にも変化が起こっている．そして，勤労者の自殺者も毎年9千余名を超えており，わが国の社会，経済にとって大きな損失になっており，職場における精神保健（メンタルヘルス）の課題は多い．しかし，社会における精神疾患に対する偏見は依然として厳しく，その理解も不十分である．また，精神科医も職場の実情をよく理解しないまま診断書を書いたり，職場復帰への指導をすることがあり，精神科医も勤労者の精神保健にもっと関心を持つべきだと思われる．そして，精神疾患に罹患した勤労者が職場で排除的に扱われない社会をつくることが重要と考えている．

　本書は，日本精神神経学会の精神保健に関する委員会が2年前に企画して，本年ようやく刊行することになった．この企画には，故島悟会員の努力に負うところが多く感謝の意を表する．労働行政は日々変化しており，平成24年度からは職場においてストレスが高いと考えられる労働者に対する面接指導がなされる可能性がでてきている．本書によって産業医を含めた産業保健スタッフだけでなく，実際に診療にあたっている医療従事者が少しでも産業保健についての理解を深め，職場の上司や人事労務担当者と連携して勤労者の健康を護る活動がより円滑にできるようになることを願っている．

　最後に，本書を刊行するにあたり，精神経誌編集事務局・杉下和行先生には多数の著者による論文を統一するように編集して頂き感謝している．

中村　純

索　引

欧文

Absenteeism ………………… 116
Accident proness ………… 116
BDI …………………………… 32
BDI-II………………………… 101
Beckうつ病評価尺度 … 32, 34
caseness …………………… 164
CBT …………………………… 37
Center for Epidemiological Studies Depression Scale 34
CES-D ……………………… 34
CSR ………………… 23, 128
EAP ………… 16, 25, 54, 167
ECT …………………………… 39
HAM-D ………………… 34, 101
Hamiltonうつ病評価尺度 … 34
POMS ……………………… 101
QIDS-J ……………………… 53
SASS ………………… 34, 101
SDS …………………………… 34
Social adaptation self-evaluation scale …………………… 34
TEG ………………………… 101
Zung自記式うつ病評価尺度
　……………………………… 34

ア

アルコール ………………… 116
安全配慮義務 ……………… 159

イ

意見書 ………………………… 2
一次予防 ……………… 20, 48, 75
一般従業員 …………………… 61

ウ

うつ状態 ……………………… 32
うつ病 ……………… 28, 32, 101
うつ病回復 …………………… 38
うつ病デイケア ……………… 37

エ

衛生管理者 ………………… 165

カ

カウンセラー ………………… 24
簡易抑うつ症状尺度 ………… 53
管理監督者 …………………… 61
管理者 ……………………… 128

キ

希死念慮 …………………… 118
キャリア・コンサルタント
　…………………………… 166
休業から職場復帰支援までの流れ ……………………… 6
休業診断書 …………………… 4
休職 ………………………… 122
休職期間満了 ……………… 167
教育委員会 ………………… 130
教職員 ………………………… 46
業務上外の判断指針 ……… 147
勤怠不良 …………………… 116

ケ

経営者 ………………………… 61
傾聴 ………………… 44, 135
健康管理 ……………………… 15
健康管理医 …………………… 57
健康情報 ……………………… 11

コ

後遺障害の等級認定 ……… 155
広汎性発達障害 …………… 132
コーチング …………………… 22
心の健康づくり ……………… 69
個人情報 ……………………… 10
個人情報保護 ………………… 70
個人情報保護法 ………… 11, 73
コラム式認知行動療法 … 101

サ

産業医 ………… 14, 57, 139, 164
産業医活動 …………………… 15
産業医の選任義務 ………… 15
産業医の立場と業務 ………… 7
産業医の役割 ………………… 5
産業看護職 …………………… 21
産業精神保健 ………………… 64
産業保健 ……………………… 15
産業保健活動 ………………… 24
産業保健推進センター ……… 7
産業保健推進連絡事務所 … 7
三次予防 ………… 20, 48, 75, 77

シ

自記式評価尺度 ……………… 32
事業者の責務 ………………… 67
事業場 ……………………… 164
事業場外資源によるケア … 3
事業場内産業保健スタッフ等によるケア ………………… 3
事業場内メンタルヘルス推進担当者 …………………… 165

事業場における労働者の心の
　健康づくりのための指針
　　……………………………… 69
自殺企図 ………………… 136
自殺企図者 ………………… 44
自殺企図発生時の対応 … 135
自殺念慮 ………………… 44
自殺のサイン ……………… 43
自傷 ……………………… 140
指針 ………………………… 3
疾病性 ……………………… 64
社会的再適応評価尺度 … 148
社会的責任 ………………… 23
従業員支援プログラム …… 54
就業上の措置 ………… 15, 16
集団認知行動療法 ………… 52
主治医 ……………… 14, 79, 81
主治医の意見 ……………… 82
出社困難 ………………… 114
守秘義務 …………………… 73
障害者雇用促進法 ………… 71
情報提供 …………………… 45
情報提供依頼書 ………… 1, 2
職業性ストレスモデル … 145
嘱託産業医 ………………… 17
職場巡視 …………………… 15
職場適応援助者 …………… 72
職場復帰 ……………… 4, 138
職場復帰援助プログラム … 85
職場復帰可能 ……………… 81
職場復帰訓練 …………… 130
職場復帰支援の手引き
　　………………………… 4, 9, 79
職場リハビリ …………… 112
ジョブコーチ …………… 72, 98
自立支援法 ………………… 65
事例性 …………… 24, 64, 164
人格障害 ………………… 103
新型うつ病 ………………… 41

人事院規則 ………………… 57
人事労務 …………………… 28
診断書 ……………… 1, 5, 79, 122
心理職 ………………… 24, 25
心理相談担当者 ………… 166
心理負荷強度 …………… 152
診療情報提供書 ………… 5, 9

ス
ストレス …………… 145, 149
ストレス強度 …………… 152
ストレス-脆弱理論 …… 145
ストレッサー …………… 148

セ
成果の不透明性 …………… 47
精神衛生 …………………… 64
精神科医 …………………… 13
精神障害 ………………… 152
精神障害者 ………………… 71
精神的ストレス …………… 59
精神保健 ……………… 63, 64
精神保健福祉法 ………… 140
セルフケア ………………… 3
専属産業医 ………………… 17

タ
他害行為 ………………… 140
試し出勤制度 ……………… 81

チ
地域・職域連携推進協議会
　　…………………………………… 8
地域障害者職業センター … 96
中央労働災害防止協会 …… 30

テ
デイケア ……………… 81, 89
適応障害 …………… 28, 125

ト
統合失調症 ………… 118, 132

ナ
難治性うつ病 ………… 39, 40

ニ
二質問法 …………………… 32
二次予防 ………… 20, 48, 75, 76
認知行動療法 …………… 37, 52
認知療法 …………………… 52

ハ
パーソナリティ障害 ……… 28
発達障害 ………………… 101
ハラスメント …………… 128
パワーハラスメント
　　………………………… 50, 51, 127

ヒ
非常勤嘱託産業医 ………… 17
非正規労働者 ……………… 62
頻回欠勤 ………………… 114

フ
不確実性 …………………… 47
復職 ………………… 106, 123
復職後のフォローアップ … 82
復職困難 ………………… 122
復職支援 ………………… 105
復職リハビリテーション
　　……………………………… 100
プライバシー ……………… 73

ヘ
ヘルスプロモーション …… 25

ホ
保健師 ………… 20, 21, 139, 165

ム

無境界性 …………… 47

メ

メンタルヘルス ………… 64
メンタルヘルス管理義務
　………………… 160
メンタルヘルスケア ……… 3
メンタルヘルス指針 ……… 69
メンタルヘルス指針推進モデル事業所 ……………… 30
メンタルヘルス対策 … 60, 64
メンタルヘルス対策支援センター ………………… 16
メンタルヘルス不調　105, 164

ヨ

4つのケア ………… 3, 13, 70

ラ

ラインによるケア ………… 3

リ

リハビリ出勤 …………… 9
リハビリ出勤制度 …… 81, 105
リハビリテーション ……… 86
リワーク …………… 89, 166
リワーク活動 …………… 84
リワーク支援 …………… 96
リワークプログラム … 81, 87

レ

連携 …………… 13, 16

ロ

労災 ……………… 156
労災認定 ………… 150, 152
労災保険法 ………… 154
労働安全衛生法
　… 10, 15, 16, 57, 67, 159, 160
労働災害 ………………… 68
労働者災害補償保険法 … 150
労働者調査 ……………… 59
労働者の義務 …………… 68
労働者のストレス ……… 59

©2011	第1版発行　2011年10月20日

医療従事者のための
産業精神保健

（定価はカバーに表示してあります）

編集　日本精神神経学会
　　　精神保健に関する委員会

検印省略

発行者　社団法人 日本精神神経学会
〒113-0033　東京都文京区本郷2丁目38番4号
　　　　　　本郷弓町ビル5F

発売元　株式会社 新興医学出版社
〒113-0033　東京都文京区本郷6丁目26番8号
電話　03(3816)2853　　FAX　03(3816)2895

印刷　株式会社 藤美社　　ISBN978-4-88002-727-2

- 本書の複製権・上映権・譲渡権・公衆送信権（送信可能化権を含む）は社団法人日本精神神経学会が保有します。
- 本書を無断で複製する行為、（コピー、スキャン、デジタルデータ化など）は、著作権法上での限られた例外（「私的使用のための複製」など）を除き禁じられています。研究活動、診療を含み業務上使用する目的で上記の行為を行うことは大学、病院、企業などにおける内部的な利用であっても、私的使用には該当せず、違法です。また、私的使用のためであっても、代行業者等の第三者に依頼して上記の行為を行うことは違法となります。
- JCOPY〈(社)出版者著作権管理機構 委託出版物〉
本書の無断複写は著作権法上での例外を除き禁じられています。複写される場合は、そのつど事前に(社)出版者著作権管理機構（電話 03-3513-6969、FAX 03-3513-6979、e-mail：info@jcopy.or.jp）の許諾を得てください。